U0332197

瑜伽文库
YOGA LIBRARY

"瑜伽文库"编委会

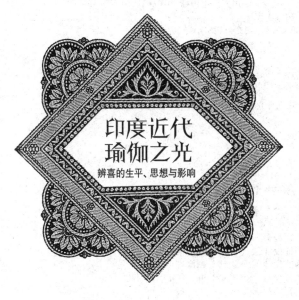

印度近代
瑜伽之光

辨喜的生平、思想与影响

闻中 著

四川人民出版社

图书在版编目（CIP）数据

印度近代瑜伽之光：辨喜的生平、思想与影响 / 闻
中著. —成都：四川人民出版社，2019.6
（瑜伽文库）
ISBN 978-7-220-11361-1

Ⅰ.①印… Ⅱ.①闻… Ⅲ.伽—基本知识②辨喜

(Vivekananda, Svami 1863-1902)—哲学思想 Ⅳ.
①R793.51②B351.5

中国版本图书馆CIP数据核字（2019）第075404号

YINDU JINDAI YUJIA ZHIGUANG
BIANXI DE SHENGPING SIXIANG YU YINGXIANG

印度近代瑜伽之光：
辨喜的生平、思想与影响

闻 中 著

责任编辑	何朝霞 王 莹
封面设计	肖 洁
版式设计	戴雨虹
责任校对	韩 华
责任印制	王 俊

出版发行	四川人民出版社（成都槐树街2号）
网 址	http://www.scpph.com
E-mail	scrmcbs@sina.com
新浪微博	@四川人民出版社
微信公众号	四川人民出版社
发行部业务电话	（028）86259624 86259453
防盗版举报电话	（028）86259624
照 排	四川胜翔数码印务设计有限公司
印 刷	成都东江印务有限公司
成品尺寸	130mm×185mm
印 张	9.125
字 数	150千
版 次	2019年6月第1版
印 次	2019年6月第1次印刷
书 号	ISBN 978-7-220-11361-1
定 价	46.00元

"瑜伽文库"总序

古人云：观乎天文，以察时变；观乎人文，以化成天下。人之为人，其要旨皆在契入此间天人之化机，助成参赞化育之奇功。在恒道中悟变道，在变道中参常则，"人"与"天"相资为用，相机而行。时时损益且鼎革之。此存"文化"演变之大义。

中华文明源远流长，含摄深广，在悠悠之历史长河，不断摄入其他文明的诸多资源，并将其融会贯通，从而返本开新、发闳扬光，所有异质元素，俱成为中华文明不可分割的组成部分。古有印度佛教文明的传入，并实现了中国化，成为华夏文明整体的一个有机部分。近代以降，西学东渐，一俟传入，也同样融筑为我们文明的固有部分，唯其过程尚在持续之中。尤其是20世纪初，马克思主义传入中国，并迅速实现中国化，推进了中国社会的巨大变革……

任何一种文化的传入，最基础的工作就是该文化的经典文本之传入。因为不同文化往往是基于不同的语言，故文本传入就意味着文本的翻译。没有文本之翻译，文化的传入就难以为继，无法真正兑现为精神之力。佛教在中国的扎根，需要很多因缘，而前后持续近千年的佛经翻译具有特别重要的意义。没有佛经的翻译，佛教在中国的传播就几乎不可想象。

随着中国经济、文化之发展，随着中国全面参与到人类共同体之中，中国越来越需要了解更多的其他文化，需要一种与时俱进的文化心量与文化态度，这种态度必含有一种开放的历史态度、现实态度和面向未来的态度。

人们曾注意到，在公元前8世纪至前2世纪，在地球不同区域都出现过人类智慧大爆发，这一时期被德国哲学家卡尔·雅斯佩斯（Karl Jaspers）称为"轴心时代"（Axial Age）。这一时期所形成的文明影响了之后人类社会2000余年，并继续影响着我们生活的方方面面。随着人文主义、新技术的发展，随着全球化的推进，人们开始意识到我们正进入"第二轴心时代"（the Second Axial Age）。但对于我们是否已经完全进入一个新的时代，学者们持有不同的意见。英国著名思想家凯伦·阿姆斯特朗（Karen Armstrong）认为，我们正进入第二轴心时代，但我们还没有形成第二轴心时代的价值观，我们还需要依赖第一轴心时代之精神遗产。全球化给我们带来诸多便利，但也带来很多矛盾和张力，甚至冲突。这些冲突一时难以化解，故此，我们还需要继续消化轴心时代的精神财富。在这一意义上，我们需要在新的处境下重新审视轴心文明丰富的精神遗产。此一行动，必是富有意义的，也是刻不容缓的。

在这一崭新的背景之下，我们从一个中国人的角度理解到：第一，中国古典时期的轴心文明，是地球上曾经出现的全球范围的轴心文明的一个有机组成部分；第二，历史上的轴心文明相对独立，缺乏彼此的互动与交融；第三，在全球化视域下不同文明之间的彼此互动与融合必会加强和加深；第四，第二轴心时代文明不可能凭空出现，而必具备历史之继承和发展性，并在诸文明的互动和交融中发生质的突破和提升。这种提升之结果，很可能就构成了第二轴心时代文明之重要资源与有机部分。

简言之，由于我们尚处在第二轴心文明的萌发期和创造期，一切都还显得幽暗和不确定。从中国人的角度看，我们可以来一次更大的觉醒，主动地为新文明的发展提供自己的劳作，贡献自己的理解。考虑到我们自身的特点，我们认为，极有必要继续引进和吸收印度正统的瑜伽文化和吠檀多典籍，并努力在引进的基础上，与中国固有的传统文化，甚至与尚在涌动之中的当下文化彼此互勘、参照和接轨，努力让印度的古老文化可以服务于中国当代的新文化建设，并最终可以服务于人类第二轴心时代文明之发展，此正所谓"同归而殊途，一致而百虑"。基于这样朴素的认识，我们希望在这些方面做一些翻译、注释和研究工作。出版瑜伽文化和吠檀多典籍就是其中的一部分，这就是我们组织出版这套《瑜伽文库》的初衷。

由于我们经验不足，只能在实践中不断累积行动智慧，以慢慢推进这项工作。所以，我们希望得到社会各界和各方朋友的支持，并期待与各界朋友有不同形式的合作与互动。

"瑜伽文库"编委会

2013年5月

目 录

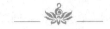

前　言

　　德国作家赫尔曼·黑塞（Hermann Hesse）在其颇具神秘色彩的作品《东方之旅》的舒缓而迷离的小说节奏之间突然插入了一段神来之笔，说道：

　　我发觉参加了到东方的朝圣，表面上仿佛是一次明确而单纯的朝圣——但事实上，以它最广泛的意义来说，这次东方的远征，不仅仅是属于我的和现在的；这个由信徒和门徒所构成的行列，一直都在不断地走向东方，走向光明之乡，许多世纪以来，这个行列都在走动，朝着光明的奇迹，而每一分子，每一个小组，甚至连我们全伙及其伟大的朝圣，都只不过是人类，以及朝向东方的、朝向家乡的人类精神的永恒奋斗中、川流不息的一波而已。

　　这段话似乎成了一个大大的隐喻，不但表征了西方自毕达哥拉斯起就已经开始的朝向"东方"的精神征程，就算同为东方子民的中国人在历史的不同时段也是一波又一波地往"西方"朝觐。而他们的会聚之地就是那个神话思维和神话想象遍布全地的神秘国度——印度。这个曾为人类贡献出佛陀、帕坦伽利、商羯罗和《摩诃婆罗多》，还创造出诸如"空""梵""涅槃""三摩地"等神奇意象的地域，曾被古代的中国人于汉籍中造出各种稀奇古怪的名字如"身毒""贤豆""天竺"等来加以称谓，而其中某位朝圣者则云："详夫天竺之为国也，其来尚矣。圣贤以之叠轸，仁义于焉成俗。然事绝于曩代，壤隔于中土，山经莫之纪，王会所不书，博望凿空，徒实怀于桄竹；昆明道闭，谬肆力于神池。遂使瑞表恒星，郁玄妙于千载；梦彰佩日，秘神光于万里。"（《大唐西域记》又见"夫印度之为国也，灵圣之所降集，贤懿之所挺生，书称天书，语为天语"。）可见加入这样的一种追寻，是一种极富魅力的生命经验，正如黑塞所言，往"东方"的追寻，正是"人类精神"朝往故乡和家园的"永恒奋斗"。而我们今日把类似的精神追寻指向风起云涌的印度近现代走出来的先知般的人物——辨喜（Vivekananda），也应该抱有同样的情怀和遐想。

辨喜（1863—1902）原是一位笈笈无名的印度托钵僧人，信守奥义书里的隐修精神，只因风云际会而涌到了时代的最前端，革新了印度教，激励了民族意志，他还参与了1893年于美国芝加哥召开的人类首届"世界宗教议会"（Parliament of Religions），其丰赡的学识、深湛的思想，加之长年的瑜伽修行而筑就的人格魅力，使得他一夜之间名满天下，被欧美人誉为"雷霆般的雄辩家"（Lightning Orator），而其传播印度精神的辉煌事功，又使得印度人把他当成自己的民族英雄，一位杰出的先知。

早在其伟大的古鲁〔Guru，意为"精神导师"，辨喜终生敬服其导师，并说"古鲁崇拜（Guru-Bhakti）是一切灵性发展的基石"。〕罗摩克里希那（Ramakrishna）在世之时，就曾预言辨喜将会是一位英雄，是指向世界的一把利剑，劈开精神界的愚昧，并把珍贵的灵魂拯救之道从东方带至西方。时至今日，他于1897年创建的"罗摩克里希那传道会"依然是印度教在海内外具有极大影响力的宗教社团。

辨喜的思想是复杂的，他天资雄拔，早年又受过良好的西式教育，而遇到其精神导师之后，又接上了印度自古以来的秘修传统。古老的印度文明万壑归流，而他成了应时而召的伟大盛器，几乎每一种传统都能够在他那里得到回应。甚至连摩尼教和犹太教等与印度本土文明颇为遥远的精神传统，也在他的滔滔雄辩中得以梳理。加之他曾长年漫游于印度四境，与无数的高人逸士有过深度的接触和学习，故真要理清其全部的精神脉络实非易事，但其基本精神无疑是自古以来的印度文明的主流思潮，即吠檀多哲学和瑜伽思想。

他的作品里显示出他甚为关注东西方文明的走向，尤其是宗教文明的比较，他认为所有的宗教都是真实的、善的，因此，每一个人都应该坚守自己的信仰，但同时也要尊重他者的信仰方式，甚至是偶像崇拜。我们需要注意的是，他与其导师一样，从来都支持偶像崇拜对于灵性成长的重要意义，认为古老的迷信也埋藏着黄金般的真理，而宗教里所涉及的宇宙、神和人的关系，也是其全部作品的核心命题；但他同时也认为，任何宗教与任何知识一样，必须基于内在的经验。换言之，每一个人都应该寻找到适合自己的那种与神圣者的联合之道，也就是瑜伽实践，这种与神圣者的联合之道其实也藏在普遍的精神修行中，它不仅仅是印度所独有，而这一点也是他所要给世人揭晓的精神界的奥秘。而作为伟大的民族主义者，他也对印度文明寄予厚望，认为它将一直承担着向世界传播宗教与灵性信息的使命，过去如些，将来亦然。

自古以来，东方思想的根本洞见，都无法被西方的哲学概念所涵盖，反而是远远逸出了其概念所及的范围，尤其是东方思想里面代表着的体证与经验的部分。所以，瑜伽实践部分是我们此书着力的重点。此书前面部分的"哲学"也都

是基于这些精神修行，在印度文明中，以精神实证为特征的
"瑜伽"作为六派哲学之一而存在，与其他玄妙的纯理论并
驾齐驱，这是很耐人寻味的文化现象。就哲学而言，绝非仅
仅起于好奇那么简单，而是试图寻求本源，如印度哲学为了
解脱与终极的涅槃而存在，它寻求的是体证，故此，哲学大
异于任何其他学问，如方东美先生曾云："别的学问可能客
观，哲学则不然，尤其是东方哲学，东方哲学所讲的智慧是
'内证圣智'，外在的经验和事实只能助其发展。"

　　其实，如果我们深入地了解瑜伽的精义之后，我们还会
发现，它们同时也是世界各大文明的核心精神。

　　当今世界是个不同文明相遇的世界。其实早在第一次
世界大战之前，德国的一代文化怪杰斯宾格勒就已经考查
过人类各大文明的未来命运，而写就了如同旋风般有力的
《西方的没落》。斯宾格勒的史观很快影响到另外一位史学
大家——当时还是伦敦大学普通讲师的英国人阿·汤因比博
士，他也是一位深受印度文化影响的史学家，在其皇皇巨著
《历史研究》中细细比较了21种文明的兴衰存亡，总结出一
种"挑战和应激"的文明生长模式，但他对西方文明的出路
是悲观的，他说："**我们已经有力量去结束历史，甚至结束
生命。正是由于这个原因，我想，我们不能使自己跌到悬崖
峭壁的边上。**"于是，这也意味着文明的对话如今亦已成了

不可回避的境遇，它一定程度上也预示着人类共同体的生存与毁灭的问题。

而在我们看来，辨喜所代表的印度宗教思想正是这个时代最好的宗教对话资源之一。他也是这个领域的先驱式人物，作为1893年首届世界宗教大会上最辉煌的人物，他的思想会给我们带来巨大的启迪。

印度文明的神秘和幽邃是迷人的，辨喜更是富有魅力的人物，他对英语世界所造成的震动至今余响未绝，影响了当时与后来无数人的命运。并开启了印度大师向西方主动传道的精神历程，譬如后来的室利·阿罗频多、室利·尤迦南达、斯瓦米·希瓦南达、斯瓦米·穆克达南达、斯瓦米·帕布帕德等，他们先后受到辨喜不同程度的启发。

但其实就传播"吠檀多哲学"而言，辨喜也照样受到前人的影响，梵社第一代精神领袖罗姆摩罕·罗易（1744—1833）就是辨喜极为敬重的前辈，也是自印度本土把吠檀多哲学传播到英语世界的第一人。故此，他把罗易视为"行动瑜伽"的代表人物。最早译成外国文字的"奥义书"是在17世纪莫卧儿王朝时期，当时被译成波斯文字，19世纪初，法国学者迪佩龙（A.Duperron）依据这个版本转译成拉丁文，这个版本也藉着影响了叔本华进而影响到欧洲哲学的走向，罗易则是以英译奥义书而输出印度思想。而罗易所翻译的奥义书也相当程度地影响了西方文化,譬如美国19世纪的那场轰轰烈烈的号称"美国文艺复兴"的超验主义(Transcendentalism)运动,一定程度上复兴的是远在印度的"吠檀多"精神,无论是其精神领袖爱默生(Emerson),还是这个运动里边的重要骁将梭罗(Thoreau),都是印度精神养育的乳儿。他们暗中以罗易翻译的"奥义书"为思想武器,这已经被一些学者注意到,并专门编有一本《爱默生与梭罗的两种"梵"资料》(*Two Brahman Sources of Emerson and Thoreau*),该书包括了罗易翻译的"奥义书",其中有《秃顶奥义书》《由谁奥义书》《卡塔奥义书》和《伊萨奥义书》等四种,以及一些吠陀颂歌,此书原于加尔各答出版,后又在1832年于伦敦推出;还有一卷是沃德(William Ward)译的《印度的历史、文学与神话》,原书于1922年,也是在伦敦出版问世。无怪乎此后一直追随爱默生足迹的美国大诗人惠特曼(Walt Whitman)会写出《向着印度行进》的诗歌,其词曰:

啊,灵魂,向着印度行进!

解开亚洲的神话,那些原始的寓言之谜,

不只是你们才是世界的值得夸耀的真理,

不只是你们,你们这些现代科学提供的事实,

而是古代的神话和寓言，亚洲、非洲的寓言，

那些精神的射程遥远的光芒，那些放松了约束的梦想，

那些潜入力深远的圣典和传统，

诗人们设想的大胆情节，昔日的宗教；

啊，你们这些比正在升起的太阳所浇灌的百合更加美丽的寺院！

啊，你们这些寓言，摈弃了已知，逃脱了已知的掌握，直上高天……

但不管怎么样，罗易所造成的影响远远不及辨喜的那种广远强劲的时代冲击波，而且，他也没有像辨喜那样违背国家禁令，亲自远渡重洋到世界各地言传身教，把印度最伟大的思想加以弘扬。在印度历史上，这也许只有佛陀在东方的作为，可以与辨喜在西方的事功相提并论。

有些时候，我只觉得生命中的所有重要秘密都隐藏在《旧约·创世记》第3章中关于亚当和智慧果的记载：

"耶和华神说，那人已经与我们相似，能知道善恶。现在恐怕他伸手又摘生命树的果子吃，就永远活着。耶和华神便打发他出伊甸园去，耕种他所自出之土。于是把他赶出去了。又在伊甸园的东边安设基路伯和四面转动发火焰的剑，

要把守生命树的道路。"

正因为"生命树的秘密"被神界牢牢把守，才使得一代代东西方的天才与圣徒互相携手、互相努力，从而将天上的智慧与圣火盗至人间，普及人间。人类生命中的所有苦难在此，挣扎在此，圣洁与高贵也一并于斯。这种可敬的历史我们甚至可以一直追溯到神话时代的英雄普罗米修斯（Prometheus）和吉尔伽美什（Gilgamesh）那里去，我想，把辨喜归入这么一个行列应该是合适的。

而且，因为时代的缘故，他又成了近代印度指向世界的瑜伽之剑，照亮了整个西方文明世界的瑜伽之光，触发了人们对于宗教、哲学与神秘学的重新思考。末后，便造成20世纪波澜壮阔的神秘主义思潮之再度卷起，点燃了西方社会持续升温的"东方热"，诱发了一批又一批的西方人不辞倦怠、万里横穿来到印度朝圣。

是为前言。

第一章

背 景

引 言

　　人类的历史一定程度上是为某些天才与圣徒而准备的。无数人只能被历史所塑造，而天才们却可以塑造历史。并且，如果我们愿意将历史浓缩为"人的历史"的话，那么他们其实就是历史的主人，甚至历史本身。正如奔放雄奇的苏格兰人卡莱尔所云："在我看来，世界的历史，人类在这个世界上已完成的历史，归根结底是世界上耕耘过的伟人们的历史。他们是人类的领袖，是传奇式的人物，是芸芸众生踵武前贤，竭力效仿的典范和楷模。甚至不妨说，他们是创世主。"（《论英雄和英雄崇拜》）其中最杰出的那一群就是耶稣所谓的"世上的盐和光"。世界因着他们，而改变了无数人的命运。

在印度历史上，邃古时期的罗摩与克里希那自然在列，而此后的佛陀与商羯罗更是创造时代的人物。此名单如果还要罗列下去的话，自然应该加上近现代的罗摩克里希那与辨喜师徒两人，在很多人心目中，他们乃雄踞人类智慧之巅的人杰，其神圣的品质被无数人拟之以新时代的耶稣与保罗，传播着普遍真理的福音，亦有人将他们直接比作大神毗湿奴与湿婆的"阿凡达"（Avatar）。梵文"Avatar"，是印度教中的重要观念，本意是指"分身、化身"。在印度宗教哲学里，认为一定时候，神会化身到人间，帮助人间正法的确立。譬如认为克里希纳、佛陀、耶稣等都是神的化身。

近现代印度有一段不平静的岁月：国家受到欺凌，民族受到威胁，文化也遭受劫难，而宗教与哲学也被种种外来殖民主义者与传教士们所歪曲与诬蔑。各种运动此起彼伏，政治与思想斗争极为尖锐。总之，这是印度历史大变革、大动荡的时代。就在这种风云变幻的时代阵痛中，辨喜于斯诞生，并恰逢其时地担当了拯救印度与宗教的使命。现代印度的一位著名政治领袖曾说："辨喜拯救了印度教并且拯救了印度。若是没有他，我们早已失去了我们的宗教，也再无法重获我们的自由。所以，所有这一切我们至今都还亏欠着他。"

第一节 生 平

一

公元1863年1月12日（周一），辨喜出身于印度加尔各答市一颇有名望的刹帝利家庭。他生于早上6点33分，即日出前几分钟。父亲维希瓦纳特（Wiswanath）是加尔各答高等法院的律师。平时喜欢阅读《圣经》与波斯诗人哈菲兹（Hafiz）的诗篇。而母亲黛维（Bhuvaneswari Devi）是一位虔诚的印度教徒，熟悉《摩诃婆罗多》与《罗摩衍那》，这也构成辨喜孩童时期的重要的精神营养。诞生那天正好是印度教的Makar samkranti节，当时许多奉献者在恒河边做着拜忏仪式。因而他初至人间所呼吸到的第一缕空气，应是交杂着圣河上空所回响着的无数印度教男女的祈祷、崇拜和圣乐之音。据说，出生前，他虔诚的母亲做了一个大神湿婆（Siva）愿意生而为他儿子的梦。家人将他取名为纳兰（Narendranath Datta）。在父母的关怀下，纳兰成长为一位出色的男孩。

即使是在他的孩童时代，纳兰就已表现出卓异的特点和才能。除了出众的才慧与惊人的记忆外，尚有一颗对他者的善心，同时，他自小就有无畏的勇气与对迷信彻底的蔑视。而在这些特点的映衬下，使其原本就卓越不凡的仪态尤为显著。虽然他会因为对体育与阅读的着迷而常常缺课，但最后却总能以优异的成绩通过考试。在考进大学之前，他对西方哲学与历史已拥有广博的知识，并对近代科学有独到的领会与理解。**我们还需要注意，幼年的纳兰，深度的冥想似乎是他自小就养成的习惯。**虽然冥想带给他内心的安宁，但是他却很渴望了解神的奥秘：因当时以他所承受的种种关于神的形而上学的教育，只能增长其怀疑主义与不可知论，而古老的婆罗门信仰又让他备感兴趣，尤其是"奥义书"中的智慧传统，对他的影响很深。这导致了他理智上的不安，感到非常有必要去认识一位已经见到过神的人，于是他开始拜访每一位可能遇见的知名宗教界人士或圣人。

当时，"梵社"（Brahmo Samaj）是近代印度历史上第一个宗教改革团体，1828年由罗姆摩罕·罗易创立，受西方新兴文明的影响，倡导废除偶像崇拜，反对迷信以及寡妇殉夫的习俗，在社会上有较大的号召力，青年的纳兰也参与其中。

一次，他去找素有"大仙"（Maharshi）之誉的德·泰戈尔（Debendranath Tagore，印度著名诗人泰戈尔的父亲，当时梵社的第一领导人），问道：

"先生，你看见过神吗？"这位素受敬仰的宗教领袖无法回答，但是对这位年轻人却颇为赞赏，故答道："我的孩子，你有一双瑜伽士的眼睛。"

可他甚为失望，此后他的追问在其他有名望的圣人那里也都没有得到满意的解答。这一切都激起了他更加强烈地想要知道灵性奥秘的渴望。

当时，恒河岸边有一座"时母"（Kali）神庙，此神庙祭司罗摩克里希那（Ramakrishna，1836—1886）的神圣言行在加尔各答一带已是家喻户晓。此神庙由一位富可敌国的首陀罗女子拉希玛尼所捐建，通常的婆罗门祭司是不愿去任职的，后因罗摩克里希那的住持，使其成为印度近代最重要的圣地之一。

然而，起初纳兰对探访此人毫无兴趣，认定这是一位没有多少学识的乡下人，并不值得一见。但在种种机缘之下，他们还是于1881年12月份见面了。结果，颇出乎他的意料，他的永恒之问"先生！你见过神吗？"居然得到了干脆而肯定的回答。更令他震惊并觉得迷惑的是，罗摩克里希那还把他看成圣者的化身，他泪流满面，好像他们在私底下已经认识了很多年，他说道："啊！你来得这么迟。你让我等了这么久长的时间，多么的不仁慈！听着那些世俗之人的无价值的谈话，我的耳朵都快烤焦了。哦，我是多么渴望找到一个能理解我思想的人，以卸下我心灵的重负！"

而且，他还合掌说道："**我知道你是古代圣人纳拉亚那（Narayana）的化身——诞生于地球上是为解除人类的**

苦难。"

一开始，素以理性见称的纳兰自然将这些权当作疯子的话语。但在随后五年的深度接触中，这位看似疯狂的祭司慢慢地征服了纳兰倔强的内心。

他们之间一开始更像是一场交锋，而不像师徒之间的对练。一方是受过良好教育的咄咄逼人的青年，他拥有剃刀般锋利的理性与对西方哲学、科学和逻辑学的深闳知识；而另一方却是一位尚未受过基本教育的婆罗门祭司，他来自于孟加拉一个落后偏僻的农村，他唯一的武器就是对圣母Kali女神的信仰。但最后还是罗摩克里希那俘获了这位雄狮一般的战士。

罗摩克里希那虽近乎文盲，但记忆力超群，对经典的熟悉程度令人惊愕，在话语里面可以随手引用。印度自古以来的口耳相传的传统一直存在，这应该构成罗摩克里希那知识所获得的一个重要途径。但对此，罗摩克里希那自己还有一个神秘主义的解释，他说是源于神的启示："神和我谈话，不仅仅看到他的幻影。……是的，他和我谈话了。我连续哭了三天。他向我启示《吠陀经》《往世书》《坦特罗》，以及其他经典的含义。"（《罗摩克里希那的生平与言论》）

1884年纳兰的父亲遽然过世，加上家族的纠纷，使得整个家庭陷入了沉重的债务和困顿之中。这段时间他对于导师的爱和信念也愈加深入。正是导师的恩宠使得他直接经验到了神性，结束了他作为一个信徒的所有怀疑和动摇。当时梵社的另一位著名领袖柯沙布·钱·森（Keshab Chandra Sen）常常来神庙拜见罗摩克里希那，后来他在英国接受女王的接见，并与英国的高级知识分子如马克思·缪勒等提到过这位活着的圣徒。马克思·缪勒是当时牛津大学的印度学教授，其盛名如日中天，曾主持大型丛书50卷《东方圣典》的编译。他在英国皇家学会的四次讲话成了"比较宗教学"的开山之作。

罗摩克里希那的声誉日隆，而许多像纳兰一样的有志青年也纷纷前来拜见，并成为他的信徒，有些后来就是第一批罗摩克里希那教团的托钵僧。1885年罗摩克里希那首次出现喉部的疾病，后来被诊断为癌症。但违反医生的忠告，他继续给灵性寻道者们以指导，并经常沉浸于狂喜之中，这使得其病情加剧。后来他转移到花园之屋（Cossipore）。就是在那里，这位圣徒把日夜轮流照顾他的年轻的信徒们集中成一个组织严密的团体，他的训练是以各人的潜质为准。

"他在每一位弟子身上发展出显著的理想品质，使得每一位都成了特殊领域的典范，并显示出这种特殊品质。他鼓励他们将潜力发挥至圆满，同时，他反对并且禁止盲目地模仿他人理想的一面。"

罗摩克里希那将具体的细则传授给当之无愧的领袖纳兰，以使得他们在自己身后可以继续开展工作。那些时日，纳兰依然在探索着印度宗教中的至高体验：无相三摩地（Nirvikalpa Samadhi）。他的热切追求被其导师打断了，他可能已经预感到未来的纳兰，将会是无数人的精神导师，而绝不仅仅是满足于做一位离群索居的神秘主义者。但纳兰不是没有经验到那种神秘。有一天在花园之屋冥想的时候，他突然被一道强烈的无法逼视的光辉所笼罩，他感觉不到自己的身体。当时师兄弟们对他的状况极为惶惑，罗摩克里希那却淡淡地说道："就让他保持那种状态一些时候吧，他已经为此纠缠我很长时间了。"

可能早在1886年1月时，导师就已亲自将黄色僧袍分发给他的重要门徒。很快，这伟大的宗教导师于8月16日圆寂。当导师授予纳兰重大的使命后，他们租房子，立制度，过起了僧侣生活，这也是人类历史上第一个罗摩克里希那修道团体。他们也全都有了新的僧侣名字，纳兰后来就以僧人法号"辨喜"（Vivekananda）知名。这个名字还是他在1893年出席在美国召开的世界宗教议会大会前夕确定的。从此以后，这几位不过20岁出头的年轻人就生活在全然的弃绝与贫困之中，完全依靠神。他们在临时的修院经过短暂的逗留，此后便各自展开了托钵云游的生涯。关于那段修院岁月，斯瓦米·尼哈拉南达（Swami Nikhilananda）在他的传记里面有一段很好的描述：

他们睡在铺于硬地板的草垫上，一些圣人与神灵的图像挂在墙壁，各处还放着一些唱赞用的乐器。那儿的图书室大概有上百来本书籍。不过纳兰不想让同门兄弟们成为被痛苦折磨与扭曲的苦行者，觉得他们应通过吸收当前世界的思想潮流来开阔其眼界。于是，他用各国历史和各种哲学体系来帮助他们。他们对亚里士多德和柏拉图，康德和黑格尔，同商羯罗、佛陀、罗摩努闍、摩陀婆、柴坦尼亚等思想进行深度的讨论。印度教哲学的智慧、虔信、胜王与行动诸瑜伽体系，都得到了他们充分的注意与分享，而在将罗摩克里希那的教导与经验调和这一点他们有较明显的不一致，但唱诵赞歌又缓解了他们枯燥的讨论。（*Swami Nikhilananda, Vivekananda：a Biography*）

辨喜像前辈圣徒如商羯罗与罗摩奴闍一样，云游印度四境，一边乞食，一边与隐藏在群山密林之中的高人逸士接触学习。他曾经在喜马拉雅山中部一座山中因严格苦行而接近饿死的边缘，幸好被一位穆斯林救活；而又在阿莫拉一个孤耸云天的洞穴（Kasar Devi Cave）里面，辨喜进行巅峰的精神修炼，极为严酷，时在1890年的9月。他的灵性越来越高涨，有极高的精神启示，他的脸上闪耀着神圣的光芒，如同火焰的照射。但是，当他到达精神体验的顶峰时，他感到了一种巨大的冲动，觉得自己应该为受苦受难的人类服务。于是，他从个人的灵性喜乐当中走了出来，准备为这个世界工作。

于是，他展开了对印度文明与人类精神走向的思考。确实，在旅途中的经验是丰富的，他偶尔是生活在国王的宫殿或者富人的宅邸，隔夜也许就会住进一无所有的穷人家中，甚至留宿野外；他经常食不果腹，也常与畜棚里的动物同住。他深深认识到弥漫于印度全境的国困民穷，加上人们惊人的无知和肮脏，以及外来殖民主义者的盘剥与豪夺，使得无数民众过着禽兽般的不堪生活。但是，令他感到格外惊喜的是，他发现——即便如此，印度宗教的真正精神仍然流淌在印度人的血液之中。他意识到宗教是印度人的脊梁，并且它也必须通过宗教来崛起，尤其是吠檀多哲学与瑜伽修行。

他虽然衣衫褴褛，但其身上天生所具有的王者的威仪令他所到之处都特别显眼与触目。罗曼·罗兰曾写道："把他想象为位列其次是不可能的，无论他身在何处，他都是执其牛耳者……每个人只要一见到他就会以他为领袖，他受过神的膏油，故上苍已经将其伟力的标签印在他的前额。一位旅者曾在穿越喜马拉雅山时，根本不认识他是何人，但他一看到就立即站住，充满敬畏，而且惊呼道——'湿婆'！"

就这样，他参拜喜马拉雅山的圣坛，漫游土壤肥沃的印度平原，顶着骄阳似火的烈日穿越拉贾斯坦（Rajasthan）沙漠和德干高原（Deccan Plateau），也在科摩棱海角（Cape Comorin）歇足。

有一次，他是漫游到了印度的圣城贝拿勒斯，当他从难近母庙中出来时，一大群喋喋不休的猴子包围着他，似乎要恐吓他。尊者不愿被它们捉住，便开始跑。但猴子在后面追了上来。此际，有一名老遁世者在场，注视到了猴子的动静。他便对着辨喜喊道："站住，面对这些畜生！"年轻的辨喜就停下来，转身看着猴群。马上，它们全都跑开了。

许多年之后，辨喜说及此事：**"如果你害怕任何东西，永远要转过身来，面对它，别想逃避它。"**

他遇到过无数神奇的人物，中间也经人推荐，几度欲往中国的西藏朝圣，可惜因种种机缘未足而作罢。他还长久地停留于印度洋的腹心——孟加拉湾与阿拉伯海，并曾翔游至海中的大岩石上，然后舒舒服服地坐在那里，慢慢地沉浸于深深的冥想之中。一位传记作家说道："这是伟大的起程，就像潜水员跳入印度洋，海洋覆盖了他的踪迹。如同印度洋上的一个漂浮物，他只不过是千百个穿着橘黄色长袍的无名托钵僧之一。但是，天才之火在他眼中燃烧。他是一位王者，尽管所有这一切尚未全然显现。"

至此，他已经充分掌握了印度的秘密，也认识到它昔日的辉煌与深宏。但也察觉到了它的堕落与不振，他准备根治民心衰弊的病症，而现在唯一需要去做的一件事就是行动。他这段云游生涯极为重要，印度杰出的革命家与精神领袖提拉克曾于1892年遇见漫游途中的辨喜，不过那时他尚是一位无名的神秘僧人：

一次，我从孟买到普那，于维多利亚站头，几位古吉拉特贵族正为一名僧人送行，他们把他带到我的车厢里，并向我郑重引荐，希望他在普那的这段时日能够住在我的房子里。我们到了普那，一起相处了10天左右。当我问起他的名字时，他只是说自己是无名的托钵僧。他不在公众面前讲话。而在家里他常常讨论不二论哲学与吠檀多。这位尊者退避世俗，在他身上绝对身无分文，他的全部财产是：一张鹿皮，一两件衣物和一只钵。在他的漫游途中，常有旁人为他施舍车票。（Vedanta Kesari, January 1934）

二

早些时候，就在他游历在古吉拉特和马德拉斯的时候，一些朋友就曾建议他想法参加于美国芝加哥举行的世界宗教议会大会。虽然他接受了这个建议，但并不确信他已经逝去的导师是否同意。结果，他当晚就看到一个图景——罗摩克里希那跨海西行并且让辨喜跟上去的景象。他怀疑是师父在传达某些信息，而这时导师的终生伴侣——神圣的室利·莎拉兑·黛维（Sri Sarada Devi）也恰好来信，得到了她的肯定与祝福之后，其所有的疑虑就烟消云散了。

现在，他行动的计划在脑中变得清晰生动起来。他将去美国，传播吠檀多哲学与瑜伽实践，然后返回印度，建立了一个服务于穷人和受压迫的人的僧侣团体。通过弃绝和为人类服务这两个并行的观念，他不仅试图去复兴过去的辉煌，甚至想要超越它！在这种想法的激励下以及对他的导师的那种不可撼动的信念，他回到马德拉斯。但是他让当时西方人手里的宗教团体"神智学社"（Theosophy Society）推荐他为会议代表的请求遭到了拒绝。但他并不沮丧，最后，在拉贾斯坦一位大君的帮助下，他于1893年5月31日，从孟买起航前往美国。途经中国的香港、广东和日本的横滨，于7月30日辗转抵达芝加哥，那里就是宗教议会准备举行的地方。因会期推迟，他只得又流浪于波士顿等地方，后来在很多热心人士，诸如哈佛大学教授赖特·邦奈先生等人的帮助下，使其作为来自印度教的正式代表，参加了9月11日开始的世界宗教议会。

我们在此大略关注一下辨喜在历史上出现之背景，也许可以更宏观地来看待他在人类精神史上的刻度：

1893年，当时德国思想家尼采发疯四年了，此前的《查拉图斯特拉如是说》与晚年的全部残篇遗稿也已被她妹妹收集，后来于1901年以《权力意志》面世；数理逻辑的奠基人弗雷格出版《算术的基本规律》，使逻辑公理演算趋于完备；英国的斯宾塞1893年在《伦理学原理》中首次用生物进化论的观点来解释道德的根源，同年，赫胥黎出版《进化论与伦理学》；哈佛大学的教授罗伊斯的《现代哲学的精神》出版，认为整个世界本质是一普遍精神，即绝对者，它具有目的与意志的特点，是理性与意志的统一，带有明显的黑格尔精神，加上美国特有的实用主义，这似乎是在为后来的辨喜在哈佛大学演讲"吠檀多不二论"做好了铺垫一般；挪威的蒙克创作出表现主义名画《呼喊》；法国的德彪西创作了不朽之作《牧神的午后前奏曲》。

与此同时，西方人对于东方文明，尤其是印度的文献亦有了学理上的准备，如在英国，马克思·缪勒自1875年就开始编撰大型文献《东方圣典》（*Sacred Books of The East*），陆陆续续共出50卷之巨，而1891年在美洲新大陆也由梵学家查理朗曼在哈佛发起了《哈佛东方丛书》（*Harvard Oriental Series*）的编撰，后来更以55卷的规模陆续问世。

另外，我们把目光返回到辨喜所在的东方，除了印度自身的纷纭激荡的民族运动以外，梵文残本马鸣的《佛所行赞》也首次于该年刊行面世；中国的政治家张之洞在武昌设立自强学堂奖励西学；马万福在中国的西部创立了伊斯兰教的著名教团伊赫瓦尼派；而1894年佛教大居士杨文会与传教士李提摩太（Richard Timothy）合作翻译了《大乘起信论》，流通于英语世界，并于次年在上海跟锡兰（后称斯里兰卡）僧人达磨波罗（Dharmapala）会见，两人重振大乘佛教精神的宏愿获得深度的共鸣……

而辨喜就在这个时候现身于人类历史，在此之前，为了避开世俗，他几乎一直没有固定名字，而为了参与这个会议，他正式以"Swami Vivekananda"为名，一个震烁古今的名字就这样现身人间。

宗教议会于1893年9月11日至27日在芝加哥的哥伦比亚大礼堂召开，它是作为世界哥伦比亚博览会的一部分。他的首次发言就使整个会场激动起来了。观众们的兴奋回报给他足足持续了两分钟之久的雷鸣般掌声。这是一个简短的讲话，因为它所宣扬的普世精神，加之与会议的思想基调的完美一致而振奋了人心。**它强调了普遍的精神真理，即所有的方法，无论是迂回的方式还是直接的方式都可最终到达同一个神圣者。一个拿着化缘之钵碗的普通僧人转瞬间成了一个光芒万丈之人，一个享有无尽尊荣与敬戴的王者。**这就是他接下来从1893年9月到最后离世的生活状态，这也是他导师所希望的要他成为一棵可以供给千万人遮荫的大菩提树，而不是专注于个人解脱的隐士，现在，这样的时刻到来了。

此后的辨喜频繁地奔走各地，发表演讲和谈话，准许个人的会面，并于1895年暑期在美丽的纽约附近的千岛（Thousand Island）收了12位门徒。在这个岛上的谈话形成了他最富魅力的作品之一——《千岛语录》（Inspired Talks）。而那些门徒也是他此后于西方传播印度文化的重要力量。**彼时，他的灵性达到了罕见的完美、罕见的高度，而且把众弟子的意识也一起带到了一个他们从来未曾想象与谋面的高处，充满欢喜。**唯彼时众弟子尚未领悟，此种经验其实是生活于圣者圣洁的光芒之中。

他也在著名的学府如哈佛大学、哥伦比亚大学演讲，同美国的高级知识分子如威廉·詹姆斯，J. H. 怀特，罗伯特·英格索尔等人士交流观点。所以，通过他的教导和传道的不懈努力，美国人以及英国人都能很好地理解与欣赏印度教，历来因西方传教士的歪曲而造成的误解亦逐渐被消除。他在海外的意外成功也使得某些基督教狂热分子和印度教的某些支派颇为妒忌，他们曾试图迫害，甚至想刺杀他。

他于1895年9月至1896年4月期间发表了许多重要的讲演，如《吠檀多哲学》《实践的吠檀多》《吠檀多的精神与影响》等，以及他后来结集成四类瑜伽的作品。他游历了英美与欧洲大陆的许多国家。并与著名学者马克思·缪勒，保罗·杜森见面，另外还收了像J.J.古德温（J.J.Goodwin）和妮维迪特（Sister Nivedita）等杰出的门徒。

返回祖国之前，他把师门两位兄弟斯瓦米·萨拉达南达（Swami Saradananda）和斯瓦米·阿贝达南达（Swami Abhedananda）请去掌管自己在美英两地打下的坚实根基，而他则随同古德温经锡兰返归印度，并于1897年1月15日到达科伦坡（Colombo），在那里他作为印度的民族英雄受到了空前热烈的欢迎。他又回到马德拉斯，后至加尔各答，其著名的演讲集《从科伦波到亚尔莫拉》就在此时产生。他对成千上万的民众的演讲洋溢着印度爱国主义的力量与自豪感。

然后，辨喜开始了生命里的另一个繁忙的时段。他在美国的演讲其目标是通过对吠檀多的宣扬，消除人们因基督教传教士对印度教的歪曲而造成的误解。但在自己的国家，其主要目标是通过消除迷信来唤醒印度人的自信与力量。其中，尤其是对自己的文化与宗教的自信，切勿因盲目地仿效而丧失了自我，他曾说：

> 印度是不会朽亡的，如果它坚持这种对神的寻找……我的意思决不是说政治的、社会的改革不重要，而是说——我希望你们能够铭记在心——它们在这里是次要的，最重要的是宗教。……如果印度不再沉睡，那么无人可以抵制她的魅力；没有外在之力可以阻挡她，因那无限的巨人正从其足底逐渐苏醒。

1897年5月1日，他将罗摩克里希那的所有门徒聚集起来，建立了"罗摩克里希那传道会"（Ramakrishna Mission Association）。后来，他在恒河的西岸购买了一块空地，在那里又建起了配有圣坛的寺庙，1898年12月9日，他于此处安置了导师的遗骸。这个寺庙现在同作为Ramakrishna Order的总部的贝鲁寺庙（Belur Math）一样著名。他总共建立了包括位于喜马拉雅山中部的幻住庵（Mayavati）在内的五座修道院。

此后，辨喜就将其注意力转移到帮助训练年轻的信徒。经过几次朝拜各处的圣地之后，他还去英美察看自己的工作进展，而且还参加了1899年在巴黎召开的世界宗教会议，于1900年12月返回加尔各答。因他极为敬重佛陀，最后一次的朝觐是去菩提伽耶（Buddha Gaya），当时是1902年1月，日本人冈仓天心（Okakura）陪同。冈仓天心是在辨喜晚年中出现的重要人物，当时的日本受到英人阿诺德爵士（Sir Arnold）的激励，决定重修佛陀当年的精舍"菩提伽耶"，同时派佛教徒冈仓天心来邀请辨喜参加在日本召开的世界宗教会议。冈仓天心著有《东方的理想》，此书的序言还是辨喜最重要的门徒妮维迪特（Nivedita）所写。

罗摩克里希那在世的时候对于他还曾预示了两件事：一是他活不到40岁，当他认识到自己是谁的时候，他就会自愿抛弃自己的肉身；二是他将会成为人类的导师。1887年4月9日，M告诉当时还是普通僧人的辨喜说："他传授给你的能力（指罗摩克里希那曾于花园之屋把能量传递给纳兰，使其迅速进入三摩地一事）里有特殊的目的，他将通过你完成更多的工作。有一天，大师在一张纸上写着：纳兰将会教育全人类。"辨喜说："当时我也曾告诉他：我不愿做任何事情，但是他却说——你身上的每一根骨头必成就此事！"

1902年他去世前，曾向他的一个师兄弟吐露过，他现在已经知道自己是谁了。在他离开前的最后三天，他指示他们在哪里火化自己的身体。他仔细查看过年历，安排好了日期。在他生命的最后一天，即1902年7月4日，他起床很早，关闭了所有的门窗，于圣坛所在的房间做了一次不寻常的持续时间很长的冥想，然后他对门徒讲了三个小时的梵文语法，到了晚间，他散步很久，回圣坛参加晚祷，然后又像耶稣服侍门徒一样地服侍了众人，最后回转到房间。进行了一段时间的冥想后他躺在床上，伸展开自己的身体，晚上9点在生命的最后他安静地停止了呼吸。值得注意的是，他的眼睛是充血的，一些血丝已从鼻孔和嘴里渗出，在瑜伽修行里，这表明其生命是通过顶门（brahmarandhra）出去的，也就是瑜伽士毕生追求的至高境界。他走完了其39岁短暂而辉煌的一生。他临终时曾说过：**"我为我的降生而高兴，为我遭遇的苦难而高兴，为我犯下的大错而高兴，为我归于平静而高兴。"**

他曾经在第二次访美时，做了一个名为《人类世界的伟大导师》的讲演，其中考察了世界宗教的兴衰与历史上的无数先知，他说道："当一个国家衰落时，每种事物似乎都瓦解了，然后这个国家重新获得力量再度兴起，一个巨大的波浪，或者有时一批波浪互相激荡着而来，在其浪潮的巅峰常常出现一个光芒四射的灵魂，一位福音的传播者！"这段话语原是出于对历史的客观观察，却也正好对应了印度近代社会的那段历史，而辨喜自己似乎正是那位"一个光芒四射的灵魂”，一位普世“福音的传播者”！

罗摩克里希那的预言也准确生效：**"他们像是巨轮，不仅自己穿越过海洋，还载着众多乘客渡往彼岸。"**

辨喜的主要作品都已被他的东西方门徒收集起来，以九卷《辨喜全集》流传后世。里面包括了他在世界各地的全部论著与演讲；还有大量的书信、日记，甚至包括了当时英美各地报刊对他讲话的反馈，俱都蕴含着丰富且极具价值的信息，而作为优秀的诗人，他还写有不少的诗歌与文学作品，它们都一起构成了辨喜汪洋无际的精神之海。另外还有许多散落在各处的言论也被有心人收集，其中像斯瓦米·维苏南达（Swami Vishadananda）编成的《灵性对话》（*Conversation on Spirit Divine*）一书就很典型，里面显示了辨喜对于物质科学与灵性科学的深邃洞见。而他的东西方门徒所编撰而成的各种传记也极有参考价值，譬如集体创作的厚厚两卷《辨喜的一生》，妮维迪特的《我眼中的辨喜大师》，斯瓦米·尼哈拉南达的《辨喜传》也广受推崇。

在众多涉及辨喜的生平著作之中，有两部作品因出自大作家之手，显得尤为特殊：一部是法国著名作家罗曼·罗兰的《辨喜与普世福音》（*The Life of Vivekananda and The University Gospel*）；一部是美国作家克里斯托弗·伊舍伍德的《罗摩克里希那和他的门徒》（*Ramakrishna and His*

Disciples)，里面对整个"罗摩克里希那宗教运动"有全局的描写，是被广泛引用的权威之作。

罗曼·罗兰还写过罗摩克里希那的传记和甘地的传记，这些印度的圣徒与他写的欧洲历史上的杰出人物一起构成了他的英雄传记系列；罗曼·罗兰是在欧洲传播辨喜思想的重要人物，其雄强的文笔把他的思想很好地在欧洲文明世界进行了推广。而法国著名哲学家亨利·柏格森（Henri Bergson）对辨喜的探讨就受益于罗曼·罗兰的介绍，以至于他在其重要的著作《道德与宗教的两个来源》中虽不无偏见地站在西方文明中心论的立场上，误解了佛陀的成就，但对于罗摩克里希那与辨喜师徒所臻达的精神境界却做了高度的推崇，甚至认为要超越佛陀，譬如他说："并非佛教忽视了仁慈。相反，它极端地颂扬仁慈。它还列举无数体现此种美德的范例以昭示世人。但是，佛教缺乏温情与光彩。正像某个宗教历史学家正确地说过的那样：佛教对自我的神秘而彻底的天赋是一无所知的。我们还要加上一点：佛教不相信人的活动的效力。它对活动毫无信任，而只有信任才能成长壮大、移山倒海。只有那种彻底的神秘主义才能达到这一点，也许，在更晚一些的印度，我们看到了这种彻底的神秘主义，那种真诚的仁慈，那种可与基督教的神秘相比拟的神秘主义，我们是在罗摩克里希那和辨喜那里看到的。……"

日本学者中村元曾云："……不仅如此，在当今的日本，通过西方文明的研究而进一步深入到印度文明当中去的知识分子，似乎有许多人就是由于受到罗曼·罗兰的感召。"

至于印度各个阶层回忆辨喜人生不同阶段的记录与出版物那就数不胜数了，此处略过不提。

第二节 影 响

一

我们知道，在印度历史上，"吠檀多"哲学的源头扎根于吠陀文献，尤其是三大圣典：《奥义书》《梵经》（*Brahma Sutras*）与《薄伽梵歌》。它在哲学意义上的真正成熟期即奥义书时期。这一时期也是人类文明史上气拔云天的智慧之巅。德国哲学家卡尔·雅斯佩斯将此段时期命名为人类精神文化的"轴心时代"，奥义书时期，也就是印度的佛陀时代，与中国的诸子，希腊哲人，希伯莱众先知等并驾齐驱于世。

奥义书（*Upanishad*）是印度婆罗门教的重要经典，同时也是印度哲学的根本源头，隶属四部吠陀（Veda）文献，保存下来的有几百种。古典时代的印度人相信奥义书是上帝的呼吸，是永恒的真理，是由上帝直接启示给他们伟大的仙人

（rishi）的神圣智慧。印度历代的思想家与宗教家都要从这里汲水而出，无论是古典时代的圣者，如佛陀、商羯罗，还是近代印度的改革家，如罗姆摩罕·罗易、辨喜，甚至诗人泰戈尔，无不如此。在辨喜之前，由奥义书而来的吠檀多哲学主要有三类：一是商羯罗的不二论；二是罗摩奴阇所代表的限制性不二论（Visishtadvaita）；三是摩陀婆（Madhva）所持的彻底的二元论（Dvaita）。他们都以注疏三大圣典来阐释自己的观点。

这三类哲学对辨喜都有或轻或重的影响，他与其导师罗摩克里希那向一般大众推荐罗摩奴阇的哲学，因为限制性不二论对于人们信仰的建立与心灵的洁净是最好的途径。它既不会过于晦涩，如不二论那样，也不会陷入偏执的不宽容态度，这也就是他们推崇虔信瑜伽的原因。而摩陀婆所持的彻底的二元论很容易导致不同教派的仇视，在印度就有湿婆派（Saivas）与毗湿奴派（Vaishnavas）之间的长期不和，这种绝对差异的观点也阻碍了人们对梵的真正认识。在辨喜看来，世界上所有二元论倾向的宗教虽有易于点燃人的信仰热诚，但却免不了陷入偏狭的弊病。至于由乔荼波陀（Gaudapada）创立而至商羯罗集大成的"梵我一如"的不二论，对辨喜影响则最巨，也最得其心，辨喜认为这代表着人类思想的最高境界，是哲学与宗教世界所开出的最美之花。

而且它对人趋往解脱是最近的路途，可以让根器圆满的人于此世进入涅槃之境，不像其他两种思想，要经受与等待未知的轮回。但是其缺点也是明显的，因为它的难度甚大，无法推广，故长期以来皆属秘传的性质。

辨喜的伟大在于，他虽然接受自古以来的一切吠檀多思想，而绝不受它们束缚，他要教导的是一种适用于所有人的普世宗教，在这个意义上，他是整个世界真正的导师。他认为三类吠檀多不是互相冲突的系统，而是从不同的立场呈现同一个真理，正如在同样的日光下按照其距离与角度可以拍出不同的照片一样。故三者是互补的关系，各有其合理的位置。梵虽说是无属性的，亦可呈现为有属性的，即人格性的神与非人格的实体亦非矛盾，毋宁说，后者乃是前者的完成。因了他的这种综合，使得抽象的对梵的认知更具实践意义，更具有行动性，所以后人把他所倡导的这种吠檀多哲学称为"新吠檀多"（Neo-Vedantism）或者**"行动的吠檀多"**（Active-Vedantism）。其方式或可藉着工作，或虔信，或哲学，或心意的控制等，其中任一方式，或多种方式都可以臻达最究竟的圆满。

他还对商羯罗的"摩耶说"（Maya）提出了自己的看法。他并不反对宇宙如幻说，而且强调了这是对宇宙事实的陈述，**认为人已在摩耶之中，故无法脱离摩耶而谈摩耶，必**

须藉着摩耶来超越摩耶，这才是最重要的。吠檀多哲学不是书本，也不是理论，而是灵性的法则，或者说科学，正如物理学是自然界的科学一样。总之，他试图在不二论的基础上，调和印度所有的智慧传统与哲学思想。

二

由于辨喜是印度现代史上罕见的百科全书式人物，他对人类文化所涉及的大量知识——无论是东方还是西方——都有惊人的洞见与把握，这一点他当年在西方的文明世界一现身就已被人注意到了，赢得了无数享受尊贵地位的高级知识分子的敬重。故对他的研究有很多种方式，而且很早就已经展开了，譬如辨喜还在世的时候，哈佛大哲威廉·詹姆斯（William James）就已从宗教心理学方面对他的瑜伽进行了研究，这些在其名著《宗教经验之种种》中有所反映。而且辨喜的思想对于此后的西方心理学研究有重大意义，使得古斯塔夫·荣格（Carl G. Jung）、亚伯拉罕·马斯洛（Abraham H. Maslow）、肯·威尔伯（Ken Wilber）等重要人物对于东方冥想心理学产生了浓厚的兴趣，甚至直接影响了他们的人生走向，这以人本主义心理学的首席代表肯·威尔伯为典型，他的所有著作几乎都与瑜伽冥想有关，其代表作《性，生态，灵性》（*Sex, Ecology, Spirituality*）就是以"吠檀多不二论"与瑜伽实践作为其哲学基础。虽然这些心理学家的瑜伽思想不同程度地受到了后来的大成就者如拉玛那、室利·阿罗频多等人的影响，可我们不要忘了，辨喜是所有这些传播印度文化的主要先驱。

在法国，柏格森也有不少文字涉及罗摩克里希那师徒的思想，他的生命哲学与对于人类意识的研究无疑是有印度文化的影子。而辨喜对于西方19世纪的科学成就也极为关注，尤其是与美国的科学家的广泛接触，他发现"现代科学的发现无非是一次再发现，因为这些早在古代就已经被印度的先知们发现并研究过。"至于随着世界文化的演进，后来出现的种种思潮如女性主义、东方主义、存在主义等，都可以在辨喜的著作中找到有趣的研究路子，譬如人们从民族主义与近现代的殖民文化的角度进行对辨喜思想的研究，这在一些东方学学者眼中就是一条颇有成效的途径，而且也深受印度本土知识分子的青睐，这方面的著作就有不少，如由B. K. 阿尔路瓦利与萨斯·阿尔路瓦利合编的《辨喜与印度民族的复兴》（*Vivekananda and Indian Renaissance*）一书，就收编了几十位重量级人物（包括拉达克里希南与尼赫鲁在内）合写而成，于1983年2月*S.K.Dutta for Associated Publishing Company*出版；由T.S.Avinashilingam在对辨喜与甘地的深入比较研究而成的著作《辨喜与甘地》（*Vivekananda and Gandhi*）于

1962年首次出版，作者认为此两人都是对印度有巨大影响的强有力的人物，虽然从事各自独立的事业，而其根本目的却是一致的。这里，我们还不包括这个教团内部的僧侣们无以计数的大量研究著作。

在众多不同著作中，有几个作品对于我们深入研究辨喜的思想应该会有较大的帮助：一是美国女作家玛丽·路易丝·伯克（Marie Louise Burke）从20世纪50年代开始按图索骥，花了几十年时间，走访无数地方，访问与辨喜有过接触或间接接触过的活着的人，编撰成了皇皇巨著《新发现：斯瓦米·辨喜在西方》（Swami Vivekananda in the West：New Discoveries），此书六大卷共3000多页文字，面世之后，成为世界各地的"罗摩克里希那道院"重点推介的经典著作。另外的几本带有纪念性质的综合研究文集也颇有助益，一是于1963年，当时印度举国上下在庆祝辨喜的诞辰一百周年，同时出版了世界范围内纪念辨喜的集子；另外一次是于1993年，也就是辨喜出席世界宗教议会大会100周年的纪念文集，两个本子，首先一个集子在1993年5月面世，规模闳大，题目就叫作《对辨喜的全面研究》（Vivekananda：A Comprehensive Study），由"罗摩克里希那道院"编成，在马德拉斯出版，它收集了包括宗教、哲学、政治等各个领域在内的权威人士对辨喜的最新研究成果，对他的方方面面的思想展开综合的考察与评价，而且编出一份详细的长达300页的年谱；还有一个集子是在1994年1月问世，题目叫作《自芝加哥以后一百年来的辨喜》（*Swami Vivekananda：A Hundred Years Since Chicago*）其体量更是庞大，近一千来页，围绕芝加哥的宗教会议展开，对于该事件的背景、所引起的震动，与国内的回应，精神遗产，思想诠释等，做了全面的回顾。

概而言之，我们以为对于辨喜的研究可以有四条路径可走，一是把他作为哲学家放在整个印度哲学史上来加以考察；二是把他作为近代印度民族主义觉醒之初的思想家来研究；三是把他作为东西方宗教思想对话的先驱来加以研究；还有一种就是把他作为宗教修行人，即瑜伽士的灵性实践的研究进路。

第一种乃是哲学自身的问题史考察，属于纯粹的哲学进路，把辨喜的"新吠檀多主义"与整个自奥义书以来至商羯罗洋洋大观的吠檀多哲学史联系起来观察，这种方法在学院内部极为风行，也是印度哲学史学者和西方的印度学家所乐意从事的志业，但其弱点就是容易陷入纯然的哲学思辨，而忽略了辨喜首先是一位修行很高的托钵僧人，哲学不过是其精神实践的外套。

第二种研究方式的好处是把辨喜的自《薄伽梵歌》而来的行动精神突显出来，而且可以把他的教育思想、人道主义与宗教思想结合起来探讨，如英国学者托因（Marcus Toyne）所做的那样，其著作《卷入人类》（*Involved in Mankind*）即把辨喜的所有思想都是为了指向社会实践，指向了人类的善而努力的结果。但这无疑淡化了辨喜的最真实也是最复杂与神秘的一面：瑜伽是为了解脱。而且，这种研究还有一个很大的问题在于，它很难把辨喜与一般的社会活动家与革命家如提拉克、甘地等人进行有效的本质区分。

第三类自然是时下最流行也是最容易出成效的研究路径，它不但是在东西方文化相遇之后所必然要发生的现象，也可以为未来世界新文化的发展和探索提供崭新的精神资源，可以预言，无数的启迪可以在这种研究中出现。这类著作在印度本土与欧美世界都有所问世，前者如K. P. 阿利兹（K. P. Aleaz）博士的专著《宗教的和谐》（*Harmony of Religions: The Relevance of Swami Vivekananda*），此书于1993年在加尔各答出版，里面尤其比较了基督教、耆那教和印度教的基本精神，把辨喜的吠檀多哲学作为宗教多元论的基础提出来，这在当时是颇富创意的，故受到"罗摩克里希那僧团"的重要领袖斯瓦米·洛克斯瓦南达（Swami Lokeswarananda）的欣赏，特意为之作序推荐。而同时，在国外有许多哲学领域的学者也喜欢把辨喜的思想与西方的现代哲学进行比较研究，其中研究重镇以英国的牛津和剑桥，美国的夏威夷大学（University of Hawai'i）与哈佛大学特别突出。夏威夷大学的《东西方哲学》（*Philosophy East and West*）是最重要的比较哲学期刊之一，上面时常有这类印西哲学比较，譬如比较吠檀多哲学与存在主义、现象学等研究成果面世。但是这种研究的最大问题就是常常带有西方文明中心论的浓厚倾向，给人以削足适履之感。

这三种研究路径是辨喜研究中最被人称道也最具学术含量的方面，但是这也往往是辨喜被浅层化通俗化理解的根源，因辨喜最深处的思想根本无法被广泛接受。其实这一点早就被他的英国高足妮维迪特指出，即辨喜在传播自己的思想之时，不得不把自己浓厚的神秘主义减到最低限度。这对于辨喜本人实属无奈之举，他也曾对自己心爱的门徒说："真理必须不能有任何妥协，传达真理不要诉诸任何的迷信，也不要把真理降低到受众的水平。"

辨喜最初引起西方高级知识人群瞩目并使之折服的还是其于英美两地所做的瑜伽讲演，实际上，在世界各地，灵性修行一直是秘不外传的精神传统，它是宗教或灵修团体内部承传的秘诀，这一点在奥义书中有广泛的论述，而"奥义书"（Upanishad）的名字本身就隐含着秘传的意思。

奥义书的本名叫作Upanishad。这个词的词义就是指"坐在圣者的足边，聆听其教诲"的意思，它为我们提供了一幅身藏于静修林中师徒相伴的古典画面，而师徒们隐遁于此无非是为了避开人群，以求得生命最终的大圆满；在印度文化中还有专门一个词来表达这种传承，即Parampara，其意思相当于基督教的"使徒传系"；在伊斯兰教中把它叫作Silsila，意味着"一颗心到另一颗心，一个人生命到另一个生命"，所以佛教禅宗所谓的"教外别传"的以心传心的法门在各大宗教中都有所体现；奥地利一位僧侣阿盖哈南达（Agehananda）还比较了印西思想传承的差异："印度思想家能够在一种'师承系谱'（Parampara）当中完全沉静下来，在这一师承系谱当中，他会感到得到了安全的保障，他把自己建筑在他人的基础之上。这同那种想在所有的瞬间获得新的起点的西方存在主义思想家恰好相反。"

而辨喜将它公之于众，这是他惹来许多印度宗教内部人士嫉恨的缘由之一。这些修行法门辨喜总其名曰"瑜伽"，他分成了四大类，即——行动瑜伽、虔信瑜伽、智慧瑜伽与胜王瑜伽，其实，这种分类已经把世界上所有的灵修法门含摄进去了，他超越商羯罗与罗摩奴阇等人的地方即在于此，在辨喜那里，臻达精神的顶点没有矛盾的路径。当然这与他的导师罗摩克里希那曾实践过世界上所有不同的灵修方法有关。故此，第四类研究方式则是以带有一定的精神实践背景的人喜欢走的道路。在瑜伽实践的研究领域，我们不能不提到一位重要的宗教学大家，即罗马尼亚裔的伊利亚德（M.Eliade）的权威之作《瑜伽：不死与解脱》（*Yoga: Immortality and Freedom*），此书最早在1969年由普林斯顿大学出版，虽然他几乎不涉及辨喜的思想，但是作为博学多识的宗教学大家，对于瑜伽的研究自然有巨大的影响力，而且他青年时代还专门到印度拜古鲁学习瑜伽，亲身体验到瑜伽对人的精神操控所带来的巨大收益，故此，其著作应该是我们参考的重要书目。

另外，还需要补充的是，由于威廉·詹姆斯早年曾把瑜伽作为宗教心理学的内容来研究，所以这一分支的研究也一直在进行，只是已经很少有哲学意味了。而在印度，如果不是因为辨喜，这些将永远作为世外秘传的方式延续下去。即便如此，今日纯粹的瑜伽研究也还是容易坠落到神秘主义那里去。至于像温特尼茨（Moriz Winternitz）所谓的把"印度文献"仅仅作为"古希腊和古罗马的古典文献的必要补充"的意见，那就纯属书生意见了，不足为训。

三

就中国国内目前的研究状况而言，除了佛学以外，基本上是一面倒向西学研究，东方文化包括印度学的研究人迹罕至，而纯粹的印度哲学与瑜伽研究那更是少之又少，这种状况是让人叹惋的。而且佛学也基本上是限于汉化之后的大乘佛典的研究，纯粹的梵文佛典研究也是不容乐观，而我们应该不会忘记，中国原先的印度学研究水平是世界第一的。

仅有少数几位学者研究过古典吠陀哲学，与乔荼波陀和商羯罗的吠檀多不二论哲学，余者邈邈。像辨喜，一定程度上是影响了人类历史走向的先知式人物，国内真正意义上进行过研究的，据我个人视野所及，唯黄心川先生一人而已，而且那还是三四十年以前的旧事。但这少数几位学者在中国普及印度哲学实属可敬，尤其当我们联想到他们几十年的寂寞和孤单的研究身影更是要加增了几分。

民国学人中以研究印度哲学著称的几乎没有，但有三部概论式的著作颇可称道：一是梁漱溟出版于1919年的《印度哲学概论》，二是黄忏华出版于1935年的《印度哲学史纲》，第三部是汤用彤于1945年出版的《印度哲学史略》。后者由重庆独立出版社出版，前两者都是商务印书馆的本子，而且两位作者都是佛门的居士，与汤用彤先生的学术立场略有不同。但是三位都是天资雄出、学养闳深之人，所以虽是概论但不乏真知灼见，尤其是汤用彤，更是学贯中西印，汲绠俱深，丰赡博洽，其清通醇厚之语言往往是寥寥数语，就切中要害，可惜在印度学方面没有如佛学般用力之勤，否则必会开出新生之面。即使是佛门居士黄忏华，也是深明印度哲学研究固有其特殊意义，我们略举其一言可见民国学人对于印度哲学总体认识之高度：

在古代，印度为世界开花最早，思想最发达之国，为宗教之国，哲学之国，诗之国，然恒人闻印度哲学之名，多以为即系佛教，他无所有。其实佛教可谓为印度思想之峰极，而未足以概印度思想之全体。印度除佛教而外，固犹有林林总总之哲学说，若吠陀哲学，若净行书哲学，若奥义书哲学，若诸派哲学在。此林林总总之哲学说，各振精思，竞标新谛，颇有蔚为大国者。就中若奥义书，其关于人生宇宙深邃而幽玄之观察，令近世西洋伟大之哲学者谢林（Schelling）、叔本华（Schopenhauer），为之赞叹不置，又非可若一般佛徒，一概抹杀为外道，视为毫无价值也。

从其各自的文本中，亦皆可明显看出的是，他们三位的研究格局都是深受近现代西方学人对印度学研究所划分的体系，虽然梁黄的本子一定程度有参照日人的研究成果。如果中国现代意义上的印度哲学研究从梁漱溟算起的话，应该还不算太晚。

中华人民共和国成立后，三位自印度学成归来的学者徐梵澄、金克木、巫白慧开出了一些新的道路，徐梵澄所翻译的《五十奥义书》是印度哲学之根本要典，也是后起的学者参照学习的主要依据，惜乎存在两大不足：一是其译作语言晦涩简古，令常人望而生畏，阻断了其一探究竟的兴味，他另外翻译的室利·阿罗频多的诸多瑜伽书也是极为重要的著作，虽是白话，仍不脱其雅字用语的习气；二是其本人似乎是述而不作，关于印度哲学或瑜伽的研究基本上体现在《五十奥义书》的注释里，应该是有很深的领会，但无法启民智于昏昧，示堂庑之秘钥。金克木是位天纵之奇才，趣味使然，令他主要兴趣集中在印度文学上，而由他与另一位印度学大家季羡林牵头的印度教典籍《薄伽梵歌》与《摩诃婆罗多》在他们学生的通力合作之下先后面世，这些同时也是印度宗教哲学的圣典，是后人做研究的重要资料，而且金克木本人也写有不少的哲学篇什。如1983年于中国社会科学出版社出版的《印度文化论集》里就有涉及吠檀多哲学的代表作《蛙氏奥义书神秘主义试析》和《〈吠檀多精髓〉译述》，都有极高明的见解。像后者乃是1945年6月发表于加尔各答的作品，如果没有意外的话，我估计这是中国研究吠檀多哲学的开山之作。

在大陆首见的汉译《薄伽梵歌》是张保胜译出由中国

社会科学出版社1989年出版，该版本主要是依据提拉克的注释本；其实早在1953年，徐梵澄先生在印度已将阿罗频多的《薄伽梵歌》诠解本译出，起初于1957年2月份在香港面世；至于《摩诃婆罗多》译本由黄宝生等多人译出，于2005年由中国社会科学出版社完整推出，此书在印度教中亦列为神圣的典籍。

国内进行吠檀多哲学研究的学者队伍中，应以巫白慧以及学生孙晶为代表。他们师徒译论并行，作品散落各处不少，其结集作品前者有《印度哲学：吠陀经探义和奥义书解析》《圣教论》，以及最新由商务印书馆推出的《〈梨俱吠陀〉神曲选》，以研究吠陀哲学与乔荼波陀哲学而知名，其中《圣教论》是乔荼波陀的作品，乃中古吠檀多不二论哲学的渊源，堪称印度哲学转型期的经典，而巫白慧把它译出并加以独到诠解，为后人一窥堂奥提供方便。后者重要著作有《印度吠檀多不二论哲学》，里面尤其重要的是商羯罗大师《示教千则》的汉译和注释，除了乔荼波陀《圣教论》之外，商羯罗的《示教千则》，及其弟子苏雷斯瓦那的著作《无为之功》和再传弟子萨奴瓦阇特曼的著作《〈梵经注〉略说》一直被治印度哲学的学者称为吠檀多不二论思想史上的"三部经典"。

另外涉及不二论哲学的尚有江亦丽推出的《商羯罗》

（1997年）和龙达瑞的博士论文《大梵与自我》（2000年），值得注意的是，在他们的论著中都分出一节评述了商羯罗对辨喜的影响。

在印度学领域的另外一位大家是季羡林先生，作为当今世界印度学名宿，他素有"中国的马克思·缪勒"之誉，与日本的中村元同享尊荣。他对印度宗教研究的主要贡献是独立翻译了印度教圣典《罗摩衍那》，而且也译有不少的吠陀诗篇，但总体上看来，他更为侧重印度历史、文学与语言学的研究，对纯粹的哲学研究不多。而其学生黄宝生等在翻译了《摩诃婆罗多》之后，又基本上根据梵文典籍译出的白话本《奥义书》与《薄伽梵歌》在2010年由商务印书馆推出，我想，如果没有意外的话，这些译著加上另外一位重要学者姚卫群所编译的《古印度六派哲学经典》里的《梵经》一起，将会成为吠檀多哲学研究的重要资料。另外尚有不少从事印度哲学研究的人，如高扬、朱明忠、宫静、吴学国等，有些作品还涉及辨喜。

但在国内诸多学者中，对辨喜展开较深程度研究的也许只有黄心川先生。黄心川早年在北大攻读哲学时，最初师从任华、洪谦学习西方哲学；后又留校跟随汤用彤研习印度哲学与佛学。其最早论辨喜的文章发表在1962年的《哲学研究》上，即《印度十九世纪爱国的哲学家和社会活动家辨喜的思想》。该文分量甚重，长达两万来字。开启了中国学界对辨喜思想的关注。可是当时无人知道这"辨喜"是何方神圣，对其哲学思想更是一概不知，所以《哲学研究》就把该文寄给大学者汤用彤审阅，我们不妨把汤的意见录在这里，以一窥中国学界第一篇辨喜研究作品的诞生之背景：

> 哲学研究编辑部：你部七月卅日寄来黄心川同志的"印度十九世纪爱国的哲学家和社会活动家辨喜的思想"文稿，嘱予审阅。我对近代印度哲学思想毫无所知，并且也没有读过辨喜的著作，自难发表意见。不过这篇文章是很好的，在文字有疑问的地方已标在打印稿上，请参考。此致敬礼 汤用彤 1962.8.4。（《汤用彤全集》，第七卷）

后来黄心川还将自己写就的专著《印度近现代哲学家辨喜研究》交给中国社会科学出版社于1979年出版。该书面世后，其中的主要章节和摘要被迅速译成英文和孟加拉语，在印度文化圈的很多报刊上转载或加以评论，1980年1月，他在加尔各答做了一场英文讲座"亚洲社会中的辨喜与中国"（Vivekananda and China at the Asiatic Society），而其讲演稿的一个复本到了"罗摩克里希那传道会"高级僧侣斯瓦米·洛克斯瓦南达之手，专著也由黄心川亲自赠给道院。后来该书的部分篇章被编入于1983在罗摩克里希那道院出版的《世界思想家论罗摩克里希那和辨喜》（*Great Thinkers on Ramakrishna-Vivekananda*）一书，并加上了长长的注释，介绍了整本书的情况，里面还提到黄心川的一段话：

> 在中国，我们不会仅仅将辨喜限于一位宗教领袖来看，而是将他视为现代最伟大的社会改革家之一。在印度，他也是有史以来首位表达社会主义观点的思想家。他如今依然是印度无数革命家的灵感之源。

而原书的基本观点也是基于这种判断进行论证的，它分成六个章节：除了时代背景与生平著作的介绍外，重点论述了辨喜的宗教哲学与社会政治思想，还有就是描述了辨喜对于中国的观念，最后就是辨喜的历史影响。另外还有三个附录，摘译了辨喜文集中的一些言论等。我们会发现中国学者研究进路迥异于我们上面所提及的国外研究者的方式。它既不是不同文明的对话，也不是按照哲学史的方式来寻找辨喜的位置，更少涉及他极为重要的瑜伽思想与精神实践。

但是，我们切勿忘了那是1979年前写就的作品，它自然带着明显的时代气息与文风。故虽然不能说很全面深刻，但将辨喜的思想引入中国，黄心川堪称第一人，他的研究也代表着当时中国的最高水平。故也不奇怪他在1983年，与苏联科学院院士E.P.切里谢夫一起被印度"罗摩克里希那—辨喜国际研究运动"纳为顾问委员会副主席的崇高荣誉。

总体上就国内对印度瑜伽的研究而言，整个学界极少出现有分量的作品。即便有，其中大都是从事于佛教禅定与止观研究的学者。譬如陈兵于1992年出版的《佛教禅学与东方文明》就是这方面的力作。该书的第四章就专门探讨了印度教瑜伽与佛教瑜伽的种种异同，其主要的瑜伽典籍依据是"奥义书"与帕坦伽利的"瑜伽八支"（Astangayoga）学说。另外方广锠的《印度禅》也是重要的作品，更为难得的是，在《第五章，近代瑜伽》里设有一节论述辨喜的瑜伽思想，这也许是国内第一位对辨喜精神实践进行专论的学者。只可惜藉用的是二手材料，不像黄心川是从辨喜海洋一般的世界中汲水而出。即便如此，也颇为可贵，更何况作为一位佛学学养深厚的学者，文章中仍然充满真知灼见，譬如在论述辨喜的虔信瑜伽时，说道：

辨喜关于强烈感情在虔信瑜伽中的地位的观点，有一定的心理学、生理学基础，是一个值得继续研究的问题。我们可以看到强烈的感情在不少新兴宗教的宗教仪式或崇拜中的地位，与辨喜所说有异曲同工之妙。辨喜认为，虔信瑜伽是一切瑜伽中最为方便、最为盛行的一种方法。它是天生就有的，不需要其他瑜伽所要求的那种特殊的能力、才干或者财富。因此，虔信瑜伽是证悟者最简便的道路。辨喜的这一观点与中国佛教净土宗的理论也有不少共同的地方。

这只有对不同宗教的修行方式进行较深入的比较才会发现，其实我们还认为一切宗教情感的核心就是虔信瑜伽，这一点在后文自然会有所论述。至于辨喜的四个瑜伽的地位如何，他也得出较合理的认识："辨喜还认为。这四种瑜伽相互间并不排斥，实际上它们在某些方面是一致的，或相互补充的。因此，这四种瑜伽有时在许多方面很难截然分开。辨喜认为，与选择修持哪一种瑜伽相比，更为重要的是一个人必须具有真正的诚意和坚定的决心。对梵我一如的证悟，实际上彻底更新了一个人，使他在道德、宗教和精神方面都得到转化。因此，无论采用哪一种瑜伽，修持者都必须把自己的全部身心投放进来。"当然，他的这些观点自然也受到一些译著的影响，譬如朱明忠翻译的《印度现代哲学》中，首章就是论述辨喜包括瑜伽在内的整个思想体系。但是不管如何，这是中国学者首次以汉字所写出来的对这位伟大的瑜伽士修行方式的研究文字，这是值得后来的学界去关注与学习的。

在这里我们必须提到几本很特殊的译著，它们与辨喜关系极为密切，对于人们研究他的思想也是极重要的汉语资料。首先是英国人韩德所编写的《瑜伽之路》，该书由王志成等译出，并被纳入浙江大学出版的"文明经典文丛"之第一种，于2006年面世。它收录了辨喜的十几万字的重要作品，而且韩德的长篇导论也极有研究价值。还有就是2008年于北京宗教文化出版社问世的《室利·罗摩克里希那言行录》，这里面记载了辨喜这位伟大古鲁的言论，而且辨喜本人亦是书中的重要角色。此书在印度与欧美世界都广受推崇，是无数人的生命从中得以改变的福音。"因此书的出现，那些饥渴慕义的人有福了，因为他们必从中而得饱足；而那些清心者也有福了，因为他们会从罗摩克里希那的身上而得见神的诸多教诲和怜悯。"最后一本是专门研究瑜伽禅定的《冥想的力量》，这也是我们需要参考的。这些译著一定程度上构成我们此后研究印度宗教哲学，尤其是辨喜这样的思想家的重要资源。另外，各种蕴涵真知的瑜伽书与文化丛书，也需要我们注意，譬如在四川人民出版社与商务印书馆推出的《瑜伽文库》系列丛书，湖南教育出版社推出的《重新认识印度》译丛等。

台湾的东大图书出版公司在1998年出版过一本署名马小

鹤所著的《辨喜》，该书虽属伟人传记类的通俗读物，但仍有不少可供参考的学术资料。

第二章

哲 学

引 言

自奥义书时期之后，吠檀多哲学到了乔荼波陀和商羯罗那里发展到了高峰，尤其是商羯罗，他早慧卓异，拥有奇拔之天资，15岁弃绝成为云游的托钵僧人，而且在漫游印度全境时，将那个时代最著名的各派论师，包括婆罗门教的数论派（Samkhya）、弥曼差派（Mimansa）与非婆罗门教的耆那教（Jainism）和大乘佛教（Mahayana）等学派的大师一一驳倒，几乎所向披靡。其中尤其遭受重创的是佛教，以至于俾使盛极一时的大乘佛学在印度几近绝迹。他不但写出自己的重要著作，而且以其学究天人的才华对吠檀多的三种圣典——《奥义书》《梵经》和《薄伽梵歌》——进行了疏注，其经旨之冲玄，其义理之深邃，已被公认为历久不废的经典，对后来的印度哲学产生无以估量的影响。辨喜就是其重要的受惠者之一。

当年辨喜云游至欧美时，他如古代的先知宣布至高真理一般地对西方文明世界说道："**我有灵性信息带给西方，正如同当年佛陀有重要信息带给东方一样。**"他所云的"灵性信息"其实就是吠檀多哲学，尤其是吠檀多不二论（Advaita）哲学。他继承了自奥义书到乔荼波陀和商羯罗的哲学，非但如此，他也同时容纳了二元论和限制不二论的思想。只是在他看来，吠檀多不二论才是人类历史上登峰造极的思想体系，是哲学的最高峰，而且还构成了所有宗教最稳固的基础。

我们在这里将宇宙、神和人作为三个重要维度，来概括辨喜的吠檀多哲学精神的要义，这是受到素有"当代宗教对话之父"之誉的潘尼卡（R.Panikkar）之启发，潘氏认为此三者乃是一种同存共融的关系，它们是构成实在的"三个不可还原的维度。它不否定我们的心灵抽象能力，出于特定的和有限的目的，可以单独思考实在的不同部分；它不否定实在者有复杂性和许多等级。但这一原理还提醒我们，部分是部分，它们不是偶然地并置在一起的，而是与整体具有实质性的关联……它们不是那种可以与整体'分开'而不会停止存在的部分"。

毫无疑问，只要深入下去，任何一个存在物都具有深渊般的维度，即使是一粒尘埃也都遍布神性的光辉，每一存在物都能超越其自身，指向那永恒的实体。就人的理性而言，那也许是被浓黑的夜色重重覆盖的领域。人的知识之光弱如轻尘，常常绝迹于庞大无匹的黑夜之外。无数先哲在探讨生命中那些重要命题的答案时，往往要经历一个由雄心勃勃起步而终止于无比惊愕的茫然之中，一旦他们触及那非显明的深渊时，那些已被其个人掌握的知识立时化为虚无，渺若无物。故此，博学的苏格拉底会云："我唯一所知道的就是我的无知。"这绝非谦辞，而是面对深不可测的实在面前的据实陈述。这种对智慧追根究底的追寻被"奥义书"圣人称为"刀锋之路"。如果成功的话，则会迎来精神层面的大解放和大觉悟。从中而得的知识，则是能够让我们安然行过这个世界的拯救性知识。

第一节 宇 宙

一

1896年1月，辨喜在纽约的一次讲演中说道："所有存在里面被我们唤之为'自然'的部分，自无法记忆的夐远的古时就一直作用于人类的心灵，它作用于人类的思想，而对它的回应就是这样的问题：这些究竟是什么？它们自何处而来？"

然后，他以《黎俱吠陀》第十章的那首哲学诗来印证这种永恒之问：

这一切根基于何处？那时，既无无，也无有。既无天空，也无其上的天界。何物在来回转换？在何处，在谁的庇护下？黑暗掩于黑暗之中。是谁投射了这个宇宙？又是如何投射的？谁知道这个秘密？

辨喜认为在整个宇宙里面有一种根本的法则，那就是——一切从哪里来则又回到哪里去。譬如一棵树从种子来，又回到种子里去。万物都遵循这个法则，高山巨流，群星日月，皆是如此，都漫游在无尽的循环往复之中。奥义书中的圣人教诲道："正像依靠一个泥团，可以知道一切泥制品。变化者只是所说的名称，真实者就是泥。正像依靠一颗铜珠，可以知道一切铜制品。变化者的只是所说的名称，真实者就是铜。"（《歌者奥义书》Ⅵ,1：3-4）同样，整个宇宙的秘密可以藉着一粒尘埃得以揭晓。运用同样的理性来推演这整个宇宙现象，我们会发现，万物的开端与结局是相似的情状。巨大的山脉来自微尘，也复归于微尘；河流来自水汽，亦复归于水汽；植物与人，来自种子，亦复归于种子，这个过程都是一致的。辨喜从中得出结论云："呈现出来的状态是其结果，而未呈现出来的微妙状态是其原因。"而原因与结果在本质上并无不同，此时消失，彼时呈现，此物消失，彼物呈现，一波一波地沉浮着、演化着，就构成了宇宙的整体面貌。

毫无疑问，这一点与基督教的"无中生有"的创世论大不相同。在吠檀多哲学中，没有任何东西是没有原因，没有根基的，他们不同意无中可以生有的说法，一个结果之出现，必须有一个原因存在，也许不能被我们所看见，但必定存在某物是确切无疑的。在《伊萨奥义书》中提到了两个词：asambhuti和sambhuti。前者是指非显现者，而后者是指已经呈现出来的事物：

印度哲学不相信创世论，并不同意无中可以生有的说法。在一个结果出现之前，必须存有一个原因。原因也许不能被我们所看见，但是它必定在某时是存在的。比如，在你面前有一棵巨大的榕树，那是从哪里来的呢？它是因地底下的一颗种子而来。种子虽然已存于不被我们看见处，但它总是存在着，而不能说它是非存在。这树就藏在这种子的内部，以未显现的形式存在，而现在它显现出来了。

所有环绕我们的事物，诸如树木，苍穹，山脉，河流，原野，森林，人类，动物，等等，所有的事物在某些阶段都是不显现的，它们都是asambhuti（非显现者）的一部分，asambhuti类似于原质（prakrti）和本质（nature），这是一种所有能量处于彼此和谐之中的状态。……但是出于某些因由，在某一特殊的点上，那种和谐和匀称被打破了……这就是显现（sambhuti）的起点。'一'就呈现为'多'。

万物显现出来的过程，叫作演化（evolution），而万物的回归过程，则叫作退化（involution）。宇宙完成了一个自潜隐状态复归至潜隐状态就叫作"一劫"（kalpa）。所以，在辨喜看来，单纯地谈宇宙的"进化"是无意义的，因为宇宙其实是在兴衰起伏的变化之中，如果你从一个方面来看，它在进化，而换一个时段来看，则就是退化，独持两种看法之一都是片面之词。这就像A—B—A—B—A—B地兴替着，你若从A开始看，是进化，那么自B开始看则就是退化。这个"升"和"落"内在于宇宙的真实本性之中，它们是一体的两个层面，一个人若只从"落"的那一面看，则变成了一位悲观主义者；而从"升"的角度看，则又变成了乐观主义者。这与圣典《薄伽梵歌》所教导的周期性运作完全一致："在这个世界毁灭的劫末，一切众生进入我的原质，而在世界创造的劫初，我又把一切众生放出。我依凭自己的原质，一次又一次放出他们；由于受到原质支配，这些物群不能自主。然而，阿周那啊！这些行动不束缚我，我仿佛冷漠地坐着，不执着这些行动。原质在我的监督之下，产生动物与不动物，正是由于这个原因，世界才流转不息。"（9：7-10）

辨喜在疏解帕坦伽利的《瑜伽经》（2：19）时说："这完全取决于我们看待它的方式。精神先经过变化，然后演变成粗糙的物质，这些物质又会融入了精神，就这样不断地循环变化下去。数论哲学的信奉者，以及其他的宗教信仰者认为精神是首先产生的，然后才是物质。但现代科学家则坚持以为先有物质，后才有精神，它们其实指向了同一个循环链。但是，印度教的哲学却超越了物质与精神，发现了原人，或者说阿特曼（Self），阿特曼更在精神之上，而且精神的光芒正是从阿特曼而来。"

沧海桑田，白云苍狗，这正是印度哲学所洞彻世界本质的无常观。辨喜却补充道，这个宇宙的能量像一个湖泊，每一个波浪都不可避免地激起一个相应的沉浮，但是其总量却始终不变：

变化只能是在有限的东西之内，要说无限有何变化，乃是荒谬的。无限是不能变化的。作为一个有限身体的你能运动，我也能运动。这个宇宙中的每一粒微尘都在一种持久的流变之中，但是如果把宇宙作为整体来看，它是不能运动的，也是不能变化的。运动是一种相对的东西。我的运动是和某种其他的东西有关。在这个宇宙中，任何微尘的运动都与其他微尘相关，但是把整个宇宙作为一个事物来考虑时，它的运动能和什么发生关系呢？因为除了它以外，没有别个，因此，这个无限的单位是不变的，不动的，绝对的。这就是真实者（Real man）。

这就是说，时空、因果等规律与自然一样，它没有开端也没有终极，但是它们的作用并不对无限的宇宙本身发生影响。这其实已经涉入了宇宙最核心的实在者——梵。《广林奥义书》云：“彼梵是无限的，此现象界亦是无限的，但‘此’仅仅是‘彼’的投射。（然而，）若‘此’消失，‘彼’仍与原来一样，仍是无限的。”诸界交织于梵，因梵而出，而梵本身却保持不变，也不受诸多法则的影响。

在古典的吠檀多时代，世界与梵的关系有两类说法，一是“分有说”，一是“映象说”。“分有说”即如同火焰溅出火星、蜘蛛吐出蛛丝或大地长出草木一样分有了源头的特性，又不影响源头；而“映象说”则如太阳和日影的关系，日影的变化无损乎太阳的常驻。辨喜曾说：

绝对者（梵）通过时间、空间和因果变成了宇宙。这是
"不二论"的中心概念。时间、空间和因果就像镜子，通过
这面镜子，绝对者被看到了。当绝对者从下边去看的时候，
它就显现为宇宙。……我们马上可以推想：在绝对中既没有
时间、空间，亦无因果。既知在绝对者中没有心灵，没有思
想，那里也就不能有时间的观念，既知那里没有外在的变
化，那里也就不能有空间的概念。人们所称的"运动"和因
果的那些东西不能存在于唯一的绝对者那里。

所有我们所谓的规律在绝对者那里就失效了。这样很快
就会推出，受自然法则约束的一切事物与梵的实在性相比，
就显得虚幻不真实。这就是吠檀多哲学的"摩耶"（Maya）
理论。

辨喜曾说："当我们说宇宙之时，我们只意味着由我
们心灵所限制的那个部分的存在，这就是我们所看到、所感
知、所触摸、所听闻，所认识与想象的那个感觉的宇宙，只
有这个宇宙是受规律制约的，但是超过这个部分的宇宙存在
就不能受缚于此，因为因果律并不能伸张到超越我们心灵的
世界之外。"

二

"摩耶"（Maya），亦即"幻"，在梵文中，它被描述为"aghatana ghatana patiyasi"，意思是"使不可能者成为可能"，它属于梵的不可思议的能量展示，现象界从中涌出。这种"摩耶说"受佛教思想影响很大，佛家般若学的根本概念如"五蕴皆空"，或者如《金刚经》所谓的"一切有为法，如梦幻泡影，如露亦如电，应作如是观"，这些俱是印度哲学史上早期的"摩耶论"。在《薄伽梵歌》（4：6）中则云："尽管我自己不生不灭，尽管我是万有的神主，然而我是以自己的原质，靠自我的摩耶生出。"

而到了乔荼波陀和商羯罗那里，"摩耶说"则成了"不二论"的基本世界观，如商羯罗就以"世间如幻，唯梵为真"的绝对不二论出之，以为名色之开展皆是幻境，出于无明，出于邪智，乃为我执和我慢，须以正智正法去除之。前辈学人汤用彤先生在论及吠檀多不二论时云："如误绳为蛇，误杌为人，误阳焰为楼阁。若精细观察，虚幻自见。全世界仅为幻景。梵如幻术师，自现幻境。然术师本身，并不受其所化幻象之影响。又若幻师用其术化为多形，梵因无明而成为多，亦复如是。"（《印度哲学史略》北京大学出版社，2010年）

辨喜显然没有这么极端，但他一定程度上是接受商羯罗的论断的。就现象界他曾说道："正如梵文的谚语'没有头的头痛'。这种事物的情状曾被叫作'摩耶'，它既不是存在又不是不存在，你不能称它为存在，因为只有超越时间和空间的东西是存在的、是自存的，可是这个世界在一定程度上却满足了我们存在的观念。因此它是一种明显的存在。……世界是一种相对的存在，并且正在完成着它所要担负的一切任务，但是它又不是独立的存在，它之所以存在是凭借于超越了时空和因果的绝对者而存在。"

但对于摩耶的普遍性他也是充满惊惧的，在1896年10月份伦敦的一次题为《摩耶和自由》的讲座中，他指出了摩耶的无处不在和人世的虚幻性质，这篇演讲辞正如犹太智慧之王所罗门的《传道书》一样地遍满这样的叹息——"虚空，虚空的虚空。一切都是虚空，一切都是捕风"。不要说人世间的所有负面的事物是如此，就连生命中苦苦追寻的梦想、希望、知识、快乐、智慧、母爱、满足等也都是摩耶，也都是虚空和捕风。他说："以种种或此或彼的不同形式，我们全都困于其中。这是世上极微妙的难解之事。它在每一个国家、每一个地域都被传播着，但是只有极少数的人相信，因为只有当我们自己经验到了这种虚幻才会确信。它究竟意味着什么呢？它意味着某种大可畏惧之事。"这种大可畏惧的事就是"深陷轮回，众苦缠身"而不自知，因漫长的轮回之魔，就起于一个人心灵的幻觉。

帕坦伽利在《瑜伽经》中云："在具有辨别力的人看来，一切都是痛苦的，因为所有的事情都会产生痛苦：这些痛苦要么是因为失去了快乐而造成，要么就是因为欲求已逝的快乐而产生，或者因为快乐的印迹而升起了感官的追求，还有一部分痛苦则是因为三德之间的相互作用而造成的。"辨喜在这段话之后有注疏云：

伟大的坚战王（Yudhishthira）曾经说过，生命中极怪异的事情就是，当我们看到周围的人逐一死去，我们却以为自己是不死的；尽管我们生活在到处都是愚蠢的人所包围的世界上，却还以为自己是唯一的例外，是唯一有见识的人；尽管我们随处都能感受到世间万物的变化无常，却还认为唯有自己的爱是永不枯死的，这如何可能呢？瑜伽士说，爱都是自私的，最终人们会发现，就连夫妻之间，父子之间和朋友之间的感情也会衰竭……只有当世间万物，包括爱情在内，这整个世界像流星一样消失之后，人们才会意识到这个世界是多么徒劳、多么虚幻。

但摩耶的性质就是让我们将必死的当永生，晦暗的误以为是光明，虚幻的则被当作真实。感官对人的欺骗是日夜不停的，没有一个固定的真实的世界存在。辨喜说，画家在平面上画画，却让我们误以为是立体画，而大自然赋予众生的感官更是千差万异，增加一个感官与减少一个感官，世界则迥然不同。其实这也一定程度上意味着，同一个世界在每一个人眼里都是相异的；印度诗人泰戈尔曾举玫瑰花为例，他说，你看到的玫瑰花是美丽的，但是当你用放大镜看玫瑰花的时候，玫瑰花不见了，而只是一些坑坑洼洼的物质形态，而虫子看到的也许就是你用放大镜看到的模样；玫瑰的花期在你是确定的，如果把时间的步伐加快到瞬息开合，或者永久难凋，则玫瑰也不成其为玫瑰了，而对于有些以亿万年为单位的生命来说，玫瑰的花开花落无非就是白驹过隙，花的形态根本无法呈现，而对于有些生命来说，它的无数次生死加在一起还要短于花开的镜头，那么，这朵娇艳的花儿对于它还是存在的吗，是真实的吗？而如果沉溺于摩耶之幻境中，则永处束缚之中。

由于我们不知何为真相，辨喜认为，故常人其实就如同行走于梦境当中，半梦半醒如烟似雾之中，耗尽一生，这是我们每一个人的宿命，这是所有感官知识的宿命，这是所有哲学的宿命，所有虚夸的科学的宿命，所有虚夸的人类知识的宿命，这就是宇宙。

而且，按照《薄伽梵歌》所云，宇宙本身就是大神克里希那的幻力之呈现，换言之，宇宙就是神的梦。类似说法的印度典籍不少，我们在《女神之歌》（*The Devi Gita*）中就可以看到：

我想象自己呈现出了整个世界，无论是动者还是非动者，都通过我的摩耶之力得以呈现。但是，就是这同样的摩耶却从来没有与我分离过，这就是最高的真理。

她还说："然而（即便如此），这个摩耶并不存在，在绝对意义上，只有最高者存在。而我仍可以作为摩耶，创造整个世界，并进入这个世界，伴着无明，伴着业力，以及一切类似的品质，在生命的气息之下运作不休。"

这种梦的法则可以贯彻到底，则我们的现实生活，那醒觉以后的我们，以及其他所有的实有之物，对立之物，不过仍为更高存在的意识流动的梦境。但是，尽管有这种梦境的发生，对于那梦的主体而言，他仍然保持了他的纯然一体，正如女神所云："我因摩耶而变成了各种不同的部分，正如庞大的虚空被装入了小小的瓦罐。……但是我从来不会被这种摩耶所玷污，因为我从来不会被虚幻的事物所玷污。"

天地万物，与梦中的小我一样，都是摩耶的产物，也就是更高意识的一个梦物，是同一种意识的梦之显现，如同幽暗的花显现于幽暗之中。

梦的真实性在于，它虽然是虚假的，但是一旦展开来，梦的主人就无法控制，摩耶虽是出乎虚幻之力，但是它却有自己独立的力量，辨喜曾讲过一个故事。这是个众神之王因陀罗化生为猪的故事：因陀罗有一次变成了一头猪，在泥沼里打滚。他有妻子，还有许多孩子，日子过得很开心。当时有些神看到他这样，就过来对他说："你是众神之王，所有的神都归你掌管。你为什么要待在这里？"但因陀罗说："没什么，我在这里很好，我并不在乎天堂，因为我有这头母猪和这些小猪。"

故此，梦中的一切会作用到梦者本身，梦中的情感与意念会影响到梦的主人的身心。另外，我们在自己的梦中还可以梦到非意识和非生命的存在，比如桌子和椅子，而且更为神奇的是居然梦到了不由做梦者的我们来控制的对立面——譬如噩梦。

那么，是不是就没有解除摩耶之幻力的希望了吗？辨喜在讲座中质问道："的确，我们所有的人都是摩耶的奴隶，这是真的，于摩耶中出生，于摩耶中活着。那么，这是否就意味着没有法子、没有希望从中逃脱了呢？"

三

时间、空间和因果律，以及我们深陷其中的所有名相都是摩耶的一部分，我们的痛苦也由此而来。这种摩耶之发生的根本原因，辨喜与佛陀持类似的态度，即认为不要去追问，因为所有的答案都是无意义的，问和答都是摩耶的一部分，我们要去做的是拔苦自救，正如中毒之人，不要去追问中毒的原因，而应该是解救生命。他在1895年于美丽的千岛消除疲劳与暑气时，对十二位门徒说道：

全部呈现出来总和都是摩耶，而摩耶也将会完全消失。三德是摩耶，从摩耶的面纱之下看，摩耶就是神的本性。那"为何"任何事情都是摩耶呢？去追问缘何摩耶出现这是毫无意义的问题。因为在摩耶里面，答案是无法给出的。而超越了摩耶之人，又有谁还会去问它呢？是"罪恶"创造了"为什么"，而不是"为什么"创造了"罪恶"，是罪恶在追问"为什么"。幻觉必须摧毁幻觉。理性本身是自相矛盾的，它总是在绕圈圈，故必须将自己杀死。

所以，从中我们也得知这个摩耶之地、梦幻般的世界也是我们唯一自救之地。从摩耶与梦中觉醒的过程只能在梦中完成。在辨喜之前的吠檀多圣哲商羯罗推荐的摧毁摩耶之锁链乃是：智慧瑜伽——藉着分辨，驱除虚幻。而醒觉之后则对世界的感知也绝然不同：

这个世界充满了依附和厌恶之物。它就像一个梦：只要一个人还是无知的，这个世界就是真实的。但一旦醒来，这世界就变得不再真实。梵是这个现象世界的基础。只要没有认识到梵，这个世界就显得真实。这个世界就像牡蛎壳银光的幻影。

而智慧瑜伽所追求的就是最高的知识，是对自己真正身份的认知，在吠檀多哲学系统中，这被叫作"自我知识"，或者叫作"梵知"。在这种知识之下，由乌帕蒂（Upadhi）而造成的二元世界顿然消失，譬如好与坏、爱和恨、快乐与痛苦、美和丑、高和下、长和短、真和假、有和无等二元现象，在觉知的拂晓面前都消失了。而世界还是同一个世界，只是世界里面的那个人已经发生了巨变。对于这一点，印度著名哲学家拉达克里希南在其皇皇巨著《印度哲学宝库》中曾说道：

臻达自由之境是指世界还保持原样，而我们的视野却已发生了改变，解脱（Moksa）也并不是要将此世间消融，而是将我们虚假（Avidya）的视域换之以真实的视域，即智慧（Vidya）。

与商羯罗一样，辨喜也认为只有这种梵知才能一劳永逸地解除人因愚妄和虚假而带来的烦恼、痛苦。在世的无边烦恼，俱因没有获得对梵的认识，对至高喜乐的无知，对它的存在没有亲证。只是他不仅仅推荐智慧瑜伽，他还同时推荐其他三种瑜伽：行动瑜伽，虔信瑜伽和胜王瑜伽。瑜伽的本义意味着与神圣者的联合。人藉着瑜伽可以获得最后的解脱和拯救。以最快的速度和最佳的路径指向最重要的目标。准确是生命质量的标志，省去了一切无益的浪费和耗损，如利箭一般，校正内心，指向解脱。诸瑜伽都是让我们在虚幻的尘世，迅速穿越其虚幻，最终获得解脱的法门。

而无论是宇宙，还是我们，都有神圣的根基。因为任何梦中的呈现，必有做梦者存在，所以，这种呈现不能没有根基，我们说了，宇宙是最高的神圣者所做的一个梦，如同《女神之歌》所言："这世界如此呈现仅仅是通过我而存在，再无其他。……被摩耶所隐藏的真我，因修持曼陀罗和瑜伽而得以显现。"

这里所说的"曼陀罗"和"瑜伽"都是辨喜所推荐的瑜

伽之道。他对门徒说过："生活在摩耶里，成长就变成了绕圈子，它会不断地将你带到起点。但是你可以从无知开始，而臻达知识之域。崇拜神，崇拜神圣者，专注和冥想，无私的行动，这些都能够将你从摩耶之巨网中挣脱。但是，首先我们必须有强烈的对自由的渴望。智慧之光会为我们驱除黑暗，而这光就藏在我们里面，它是我们的本性。"他还说：

要弃下所有的享乐——不管是尘世，还是天堂——的欲望，控制你的感官，也控制好你的心意。经受所有的苦难，甚至不知道是你在经受苦难。除了解脱，没有任何其他的念头。信任你的古鲁，信任他的教诲，而且要对于你的解脱充满信心。无论发生什么，要念诵"Soham Soham"，甚至在吃饭、行走、疼痛的时候，你自己也要这样念诵。不断地把它传递给你自己的心意，即我们所见的都不是真实的，仅仅是"我"，光耀所至，梦就会破灭！日夜思想，这个宇宙是虚无，只有神存在，这种强烈的念头最终会帮助我们臻达自由。

这个藉着"这是梦"的认知来摧毁梦境，在中国的典籍里如庄子的《齐物论》："梦饮酒者，旦而哭泣；梦哭泣者，旦而田猎。方其梦也，不知其梦也。梦之中又占其梦焉，觉而后知其梦也。且有大觉而后知此其大梦也，而愚者自以为觉，窃窃然知之。君乎、牧乎，固哉！丘也与女，皆梦也；予谓女梦，亦梦也。是其言也，其名为吊诡。万世之后而一遇大圣，知其解者，是旦暮遇之也。"

摩耶世界不但意味着虚幻，也意味着多，不稳定，无止境的变化，等等。在那里没有最终的喜乐和满足。一切美丽的事物，一旦抵达不过如梦幻，换言之，如果世界能够满足我们，如果财富，或者权力能够满足我们，那么事情就全然不同，则意味着这个世界即真实，并非摩耶，而是那永恒的"一"了。正是因为不满足，才意味着它的不真实，才导致了我们在人世上的四方寻找。**辨喜有一个所谓的"受祝福的苦难"（Blessed suffering）和"神圣的不满足"（Divine discontent）的说法，他认为这两者都是促成我们从虚幻中觉醒的力量。**否则，宗教所指向的道路就毫无意义和毫无必要了："那些满足于琐碎之物的人永远不会走向宗教，宗教始于对当前状况巨大的不满意，就我们的生活而言，有着恨意，有着强烈的恨意，因为这种拼凑的人生，是一种被虚假和谎言掩盖的生活。"

在辨喜看来，宇宙的存在是为了唤醒我们的神性。而在没有抵达之前，一切存在都是虚幻不实的，真实性随着我们的意识的提升而逐渐突出显明，当我们是真实的，存在才是真实的。所以，宇宙的意义就在于让我们获得这种知识，在于显现我们的神性。故此，宇宙得以存在。阳光普照，大海翻涌，风吹雨落，都是为了了解和明白自己，明白自己藉着物质得以证实，藉着宇宙得以显现。因为真实的自我是超越于时间、空间和因果律的，它"永在，纯净，觉醒以及自由"！黑暗仅仅是由于缺少知识之光，黑暗也是摩耶，它并非实存。

而人在世界上的所有行动都与此相关。因为我们只能在世界里行动，在摩耶里面行动，我们唯一需要凭借的就是摩耶。罗摩克里希那曾经为我们区分出两种摩耶：

在神那里有两种摩耶：智慧摩耶和无明摩耶。智慧摩耶将人带到神那里，而无明摩耶则把人带入迷途。知识、奉献、平静和慈悲，所有这些都是智慧摩耶的表达，我们也只有藉着它们才到达神的居所。

这些解救之道其实都在辨喜的瑜伽实践之内，无论是奉献，还是念诵；无论是行动，还是知识。这宇宙就是瑜伽之地，让人从较不觉知的层面步入觉知，甚至是超然觉知的层面，与神圣者联合，甚至合为一体。就此而言，这个摩耶世界有极其重大的意义，正如深受辨喜瑜伽思想影响的室利·阿罗频多（Sri Aurobindo）在《神圣人生论》中所云：

"宇宙既非一无目的的幻有，也非意外的偶然，而是有意义和目的的——这由一种伟大的、超越的、光明的实体的进化而启示出来，它以我们之所见的世界以及我们所不能见的其他诸界的种种关系为手段和材料，前提和场地，这就是宇宙的意义了。"

四

在不二论看来是虚幻的世界，在常人的眼中却是真实之物，这也是辨喜所谓的"这个世界在一定程度上却满足了我们存在的观念。因此它是一种明显的存在"之意。对于历代的科学而言，所有的理论和定律都是建立在宇宙存在的真实性这一层面的。甚至到了辨喜之后的20世纪，即量子科学与相对论都建立起来之后的情况下，人们仍然以宇宙大爆炸来解释它的存在。但是很显然，把宇宙起源推至一个极点并不等于解决了问题。故也有一些极具洞见的科学家提出质疑，譬如杰出的宇宙探索者——卡尔·萨根（Carl Edward Sagan）就说：

即使对膨胀宇宙和大爆炸的整个描述是正确的，我们也一定还会遇到更加棘手的难题。大爆炸时的种种情形是怎样的呢？在此之前发生过什么情况呢？是否有一个极小的宇宙，它没有任何物质，然后物质突然从虚无中冒了出来？那一切又是怎样发生的呢？许多民族的文化惯于用上帝从虚无中创造世界来回答这个问题。但这种解释只是暂时成立的。如果我们有勇气打破砂锅问到底的话，当然我们就要接着提出上帝从哪儿来的问题，要是我们觉得这是一个无法解答的问题那为什么不直截了当地断定：宇宙的起源同样也是一个无法解答的问题呢？换一句话说，如果我们认为上帝一直就固有存在，那为什么又不直截了当地肯定宇宙也是一直就固有存在的呢？

卡尔·萨根把宇宙之"有"指向了另一更高层面的"有"，其实这也就是我们在首章所提及的宇宙之"无"，这与当代一位思想家的一段话相映成趣：

某物存在这一信念的最终基础是世界存在；人之希望的终极基础是世界之存在。对莱布尼兹和海德格尔的"为何"问题无论给出什么回答，问题都依赖于支撑它、使提问得以可能的世界。某物为何存在，这只有当"为何"存在时才能成为一个问题，也就是说，当它已经"伸出"虚无之外。

潘尼卡是站在更高的层面，即世界之"无"的层面来谈世界之"有"。他们两人似乎都在回应前面所引的《黎俱吠陀》第十章的那首哲学诗。而耐人寻味的是，在《歌者奥义书》中却早把它们一起皆予展示：

最初，这个世界只是无。然后，它变成有。它发展，变成卵。躺了一年，它裂开。卵壳分成两半，一半是银，一半是金。（6：2：1-2）

另一处则是：

好儿子，最初只是有，独一无二。却也有人说："起初，世界只有无，独一无二；自无中产生了有。""好儿子，这怎么可能呢？"他继续说："自无怎么能产生有呢？恰恰相反，孩子，起初，世界只是有，只是一，而没有二。"（3：19：1）

这也正是辨喜所云的摩耶世界"既不是存在又不是不存在"。正如我们在第一章中试图论证的那样，对"无"的思考成了存在的一个精神黑洞。历代哲人于此争议颇多，而在印度的哲学里有了很好的超越，如《梵经》云："'无'不是虚空，因为此处涉及了梵。"商羯罗的注释云："梵在创造前确实存在……尽管由于它未表现出来而在次要的意义上说它是'无'。"

　　但万物的神秘性也正在于这里,超越性亦在于此。犹太哲人赫舍尔云:"世界以两种方式呈现在我的面前:它既是为我所拥有的一个物,也是我所面对的一个奥秘。我所拥有的是微不足道的,我所面对的却是崇高的。我小心翼翼以免浪费我所拥有的,我也必须学会不要失去我所面对的。"他还说:"事物既是可以利用的,也是难以捉摸的,我们可以探索到它们的物理属性,而不能直观到它们的秘密。我们可以测量它们的外部,我们知道它们的机能是如何起作用的,但我们也知道,我们不了解它们是什么,它们代表什么,意味着什么。我们把一棵树描绘成木本的多年生植物,有一根主干,一般有十多英尺高。难道这就是我们所看到的一棵树的全部吗?"

　　于是涉及了康德哲学的"物自体"问题,辨喜曾就感觉对外界事物认识的无能为力有过很清晰的描述,说:"在感觉中有两个因素,一是从外面来的(X),另一个是从内部来的(Y)。这两者因素一结合,如X加上心就是我们外在的宇宙。所有的认识都依赖于心的作用……在我们中的真实灵魂也是不知或不能知的,当我认识我自己是某某时,它是Y加上心。那个Y激动着心。因此我们整个世界是X+心(外在的)

和Y＋心（内在的），而X和Y却代表着内在与外在世界后面的各自的'自在之物'。"这与康德的哲学论断是一致的：

我们仍然完全不知道脱离了我们的感受性的对象本身是什么样子。我们除了知道感知它们的方式之外一无所知。那种方式是我们特有的，但未必是所有存在物所共有。

辨喜虽也高度评价了康德等西方哲学家的成就，但是在印度，这些乃是极为古老的知识："康德的伟大成就是发现了'时间、空间和因果只不过是思想的方法'。但是吠檀多哲学自古以来一直在教育这种知识，把它唤为'摩耶'。而叔本华只不过是站在理性的立场上把吠陀思想理性化而已。商羯罗才代表着吠陀的权威。"

有趣的是，我们现代物理学的发展，尤其是量子论和相对论的研究之深入，居然与吠檀多的结论殊途同归。如1975年，物理学家卡普拉（Fritjof Capra）出版了风行一时的《物理学之道》（*The Tao of Physics*），里面以现代量子论等物理学成果比较和印证了古老的东方智慧的真实性：即万物深刻的内在联系，没有任何事物是纯然客观，纯然独立的。书中说道：

物理学家与神秘主义者不同，他们是从研究物质世界着手探索事物的本质，他们越深入物质世界，就越意识到所有事物与事件的统一性。而且还懂得了他本人及其意识也是这种统一体中的一部分。

至于辨喜很早就开始注意人类的科学进展，他对于牛顿力学，对于19世纪的三大科学发明都极为关注，而且在英美走动的时候，也与当地的一些科学家有过深入的对于物质世界的探讨。结果，使得他越发相信吠檀多的结论是最准确的，宇宙之间没有纯粹的客观之物，一切都是相关的。而且，人类在一定的程度上可以得到最深处的奥秘，瑜伽就是一种区别于日常意义的获取知识之道："帕坦伽利告诉我们，存在一种更高级的知识，一种超越的认识，它超越了感性知觉，通过它可以认识'物自体'。"重要的是我们要臻达自由之境，知识是与人的生命境界完全同步的。他说：

这个世界呈现出来的无限性，在于每一事物都在做圆周运动，它周而复始地运作着。这个圆周一遍一遍地重复着，所以在任何地方都没有宁静与平安。我们必须从中而出，而解脱（Mukti）就是最终的目的。

这种最终的解脱意味着从那种自古以来的循环中破茧而出，超越象外，得其环中。从而解除了我们所有的束缚，所有的奴役，甚至连天堂和快乐的观念都要放下，那些都是我们心灵的枷锁。这一点居然与我们20世纪的大科学家爱因斯坦的观念不谋而合。

人是整个宇宙的局部，这个局部受到了时空的限制。他体会到自己及自己的思想和感觉，与这个整体是分开的——这是一种意识的错觉。这种错觉对我们而言却好像监狱一般，把我们局限在个人的欲望和对身边少数人的热情中。我们的任务就是从这个监狱里解脱出来。

我们知道，印度的文明扎根于森林，扎根于历代大德的隐修传统，城市的文明可以在尘世间一次次重启，也可以一次次灰飞烟灭，而从隐修中获得的知识却以特殊的方式恒久地保存着，也一次次地反哺着世间的智慧、世间的文明。那些圣者们感知到了宇宙与人的心灵之不可分，没有纯然二分所谓的物质与精神，也必须达成不二的智慧，用辨喜的比喻来说，就是把制陶人与被制的陶，以及制陶的工具看成一，也就是梵，三者都是同一本体的呈现，差别无非是名相而已。这种达成首先要有宇宙的种种材料和场地，相对的知识可以帮助绝对的达成。但这殊非易事，还需要神的庇护和佑助，他说："摩耶是宇宙的能量，它以潜藏的和活跃的两种形式运作着，而除非获得神圣母亲的救援，否则我们永远无法得以自由。"

而"神圣母亲"就是印度教里的时母（Kali），也是罗摩克里希那和辨喜毕生都在崇拜的女神。

第二节 神 灵

一

毫无疑问，辨喜是经验到了宇宙最深层次秘密的人，也亲证到"不二论"的神秘境界。但即便如此，与所有印度人一样，神的概念照样深入他的骨髓，牢不可破，他一直在虔敬地崇拜各种神祇及其化身阿凡达（Avatar）。据亚里士多德记载，曾经有一位印度婆罗门访问苏格拉底学派，苏格拉底告诉这位印度贵客，他自己的工作中包括关于人生的探究；那位印度人笑了笑说：不先弄清神的事情，怎么能够弄清人的事情呢？不论事情的真假，但这显然是不折不扣的印度观念。一位法国学者曾对这种现象有个评价：

神性盘桓于印度人的头脑，达到极限，以至于他们一向被指责为对人本身漠不关心，未能确定人在宇宙中的地位。

在印度人的思想中，一般而言，人基本上是一种潜在的神物。一切其他关系，家庭和种姓，与肉体与物质的关联，既然是暂时的，也就无足轻重。只有神永存。

这段话所包含的论断自然颇有问题，如在印度文化中，绝不是对人"漠不关心"，相反，而是极其关心，只是关注点与处理方式不一样。我想，在世界上应该再也找不到比印度人更珍视人与人的完美性了，印度很可能是全世界唯一一个把最高的天赋贡献给对真理的寻找，对人的完美所做的实证的国家了。为此，它可以放弃任何俗世的追求，而致力于最高的觉悟，而且提供到达这种完美之境的种种可靠途径，所以，在印度文化里绝不是"对人本身漠不关心"与"无足轻重"。但是这里有一点判断是对的，那就是——**"神性盘桓于印度人的头脑，达到极限"**。而这种将**"神性盘桓"**于头脑与内心绝不意味着与人的背离，恰恰是成全人的完美性的根本保障。

受制于自然的种种法则的人，内心却有一种强烈的追求自由的抱负，而神性扎根人心的理由也正在于此。宇宙的演化和退化所生出的种种法则意味着在它的背后必有更高的智慧与理性在操作，而那个智慧本身必是法则的主人，辨喜认为这就是"宇宙理性"（Cosmic Intelligence），它并不受摩耶的影响，所以是自由的，这种自由也深藏人心，构成人类的根本梦想和追求，他就是吠檀多哲学中的神。辨喜在论述宇宙的周期性变化之后说道："于是，我们在吠檀多哲学里会发现某种超越摩耶、不被摩耶所捆绑的事物，如果我们得到他的庇佑，那么我们也将不再受束缚。正是这个观念以种种形式构成了所有宗教的共同基础。"

而我们生命的根本目的与此密切相关，正如辨喜所说：

巨大的河流冲向海洋，万千水珠汇成的所有溪流也在特定的时间融入无尽的海洋。所以，我们的生命，带着所有的悲伤和痛苦、所有的欢笑和泪水的生命，它必将奔往其最终的目的地，这是确定无疑的，唯一的问题是，你和我，还有那些植物和动物，存在的每一个生命的分子必将融入完美的无尽的海洋，必须融入自由，融入神。

但全然地融入神性对于受摩耶束缚的常人而言绝非易事。神的问题一开始是隐匿的，它不像宇宙和人那样已经被显明出来，而它的深邃性与宇宙的神秘性一样，都跻驻于人的理性所穷竭之处，但对自由的追求与对神的崇拜都构成人的天性。罗摩克里希那说："**人之爱神，正如同火焰隐藏在燧石之中，当受到铁器的击打，火星就从中迸出，同样，一**

个人听到神的名字，他内在的虔信之火也会熊熊燃烧。" 而
宇宙的创生就意味着宇宙理性或宇宙灵魂的存在，故此，罗
摩克里希那及其弟子们终生都在崇奉"神圣母亲"——时母
（Kali）女神，因为时母就是宇宙根本能量的人格化。

1895年的夏季，当时辨喜正在千岛消暑，他在美丽的千岛
待了近两个月，这段时日也是他的灵性传授最为顺畅的一段时
间，在美国所收的重要门徒几乎都在一起，天天谈论灵性和宗
教的话题，由辨喜讲述，弟子记载。他说，神圣母亲，也叫原
质（Prakriti）或时母（Kali），以女性的形象代表着：

> 我们把对宇宙能量的崇拜，即所崇拜的沙克底（Saktas）
> 唤作"母亲"（Mother），因这是我们所知的最美的词。……
> 母亲是能量的最初显现，她被认为高于父亲。以母亲为名，
> 同时意味着神圣能量（Sakti）和无所不能，正如婴孩对母亲
> 的信任，相信她必是有大权威，可做一切事情。……她是全
> 慈的，全能且全在的，这是神圣母亲的特征，她是宇宙中所
> 有能量的总和。宇宙中每一种能力的展示都是她，她就是生
> 命，她就是智慧和爱。

但在印度教里，神灵却是如此之多，时母仅仅是女神或
者能量崇拜的一种，除此而外，尚有无数的神灵，男神与女

神加起来据说有三亿三千万的神！但有时候又说神是唯一，这究竟是怎么一回事呢？

其实，就印度教的核心而言，它是信仰梵，宇宙之灵，无形而超越人格的绝对者。但是印度教也承认许多印度人对某一特殊神灵的需要，这位神灵他们感觉起来更为亲近，这位神灵可以在他们的心灵和礼拜当中显现。许多男神和女神其实就扮演着这种角色。但是对于大多数印度人来说，其中任何一神无非都是反映最高存在的某一侧面。超越于这众多的神名之上，其实仅有唯一者存在。

这种对神的理解，许多印度人不但把它运用于他们自己的宗教，而且也运用于所有的信仰领域。因此，印度人会认为，当他们听到"神"这个词时，自然会想起湿婆、毗湿奴或神圣母亲；而一个基督徒就可能会有不同的心灵图像。但是超越于这些形式之上，他们其实是"一"。或者他们会说："我崇拜所有的神，不限于某一特定的神。因为我感觉神是一，不管是罗摩（印度教之神），安拉（伊斯兰教之神），还是耶稣（基督教之神'人子'）。"

所以，在罗摩克里希那的崇拜系统中，对于一切神灵包括其他宗教的神，一律给予高度的尊重与崇奉。而且罗摩克里希那本身还被视为神的化身，在特定的时代显现于世的阿凡达。正如克里希那对英雄阿周那所云：

因此，我隐而不显，

在一切众生中活动，

我利用众生的原质，

与他们同在又不同在……

无论谁怀着信仰，

愿意崇拜哪个形体，

我都允许他们保持

各自的坚定信仰。

在《女神之歌》中有更明确的答复：

摩耶是至高者分散为部分的原因，再无其他。这整个世界在我里面朝四方波动。我是主人，我是宇宙的灵，我同时还是宇宙的身。我是梦，我是毗湿奴和楼陀罗，我也是帕瓦提，婆罗门，还是Vaishnavi。我是太阳，我是群星，而且，我还是群星的主人。我是不同族类的鸟兽，我还是不可接触者和小偷。我是邪恶者和邪行，我还是义人和义行。我既是雌性，我也是雄性，我还是无性，无论何物，无论何地，你之所见所闻，全是我的扩展，不管是外在的，还是内在的。本无一物，无论是动者，还是非动者。

故在辨喜看来，神存在于一切事物之中，宇宙中只有一种力量，一化成多，故万物生长，日升月落，草木萌蘖，众生欢腾，都是这同一种力量，还有大地上拔节而起的巨树，还有那鲜花的呈现和回收，作恶的是它，行善的也是它，无不皆然，力量是没错的，只有人们对力量的错用。

二

但梵本身是超越性的，超人格的，用辨喜的话说就是中性的，无属性的，是未知，同时也是无法知的。只有藉着梵的人格化即神的创造与显现，我们才能与绝对者发生联系。"藉着神"这一微妙的路径，成了我们认识绝对者的中介和桥梁。但是在吠檀多哲学里，神本身也是摩耶的一部分，但其神奇之处在于他是不受摩耶掌控，不受宇宙的影响。他代表着人类所能想象的最高的自由与理想。斯瓦米·尼哈拉南达在注释萨达南达的《吠檀多精义》时，对吠檀多中的最高神——自在天（Ishvara）的注疏我们不妨在此加以征引：

在不二论哲学中，"自在天"一词常常以"神"为名而被人所知，其实他有特殊的含义。吠檀多主义者不相信自在天是绝对的存在。因为他与宇宙界的现象一样地不真实。梵与无明的结合，就成了自在天。而自在天与常人的不同在于，前者虽然也与摩耶发生关系，却不受摩耶束缚，而相反，我们人类却成了摩耶的奴隶。自在天是梵在宇宙现象界的最高显现。

在帕坦伽利的《瑜伽经》（1：24）中亦云："自在天是一种特殊的存在，不受无明及其产物的污染，也不受业、潜在业力和行为结果的影响。"所以，这与我们通常所理解的至高独一的"真神"大有差别，在西方传道时，辨喜也曾被很多人质疑：既然如此，为何还要以"神"为名呢？他的答复是：

我曾经被人问过无数次："为什么你还要用神这个词来表达呢？"——因为它是实现我们目的的最好的词……因为人类的所有希望、志趣和快乐都已集中在这个词里。现在改变这个词是不可能的，伟大的圣人第一次创造了这个词，这些圣人体会到了它的重要性，并且理解了它的意义。但是当它在社会上流行之后，无知的人们就利用了它，使得这个词失去了它的光辉，神是从不复被我们所记忆的年代就已经开始被使用了，这个宇宙理性的观念，所有伟大和神圣的东西都与神这个词联系在一起。……用这个词，只用它真实的精神，清楚它的迷信，并要充分体会这个伟大的古老的词的真

实意义。……你将会知道这个词是和无数的既富有尊严而又
有力量的观念联系在一起；它已被亿万人所使用和崇仰，并
与人类本性中所有崇高的、美善的、合理的、可爱的、庄严
的和伟大的东西联系在一起。

正因为神与一切美好事物的联系，故在辨喜看来，神是
灵性阶梯上一个极其重要的层面，但宗教的最终的目的是认
识梵，认识你自己。"有时候我同意二元论方式所存有的益
处，因为它可以帮助许多软弱者。**如果有人让你给他指出北
极星的位置，你首先需要指出它旁边最亮的星星，然后是次
亮者，然后是略暗者，最后就指向了北极星**。这么一个过程
对于他实为容易。所有不同实践与练习，圣典与上帝，其实
都不过是宗教的雏形，宗教的幼稚园。"同时，辨喜也提醒
说，神的无处不在，绝不意味着吠檀多哲学倡导的是西方文
化意义上的泛神论（Pantheism），他对门徒曾说过："吠
檀多主义者说，此宇宙不是真实的，它不过是一个表象，只
是出于无明，人才会将自然视为神。而泛神论则以为，神已
经变成了宇宙，或者世界。**不二论的论断是——神呈现为世
界，但他不是这个世界**。"

这就把泛神论与不二论区分开来：在泛神论那里，神就
是世界，世界也就是神，两者是重合等同的；而在不二论这

里世界仅仅是假象，而神之呈现为世界，不过是出于摩耶的迷雾，存在的只有唯一者——梵。故一个真正的瑜伽士，他在宇宙中就应该无欲而立，不能因外部的任何事物而动心，一心致力于对自我的亲证和对至高梵知的追求。

人类的知识在神秘事物面前是贫弱的。罗摩克里希那曾说道："宇宙中只有极微小的部分在人类的知识范围里面。一个人无论多么富有才智，他都无法超越特有的限制。何者为真理？何者为智慧？何者为心灵？这些都是无法解决之谜。所以，我们人类的所有追寻都不过是被无数的谜所包围着的谜。"

而人本身从世俗所捕获的知识非但无助于对最高梵的认识，反而会增长无明与我慢，没有纯净的心灵，摩耶是无法驱除的。故对神的奉爱和虔敬可以让人谦卑，令人的内心得以洁净，获得超然的知识，这是极为轻省的道路。在瑜伽系统中，它被唤为"巴克蒂（Bhakti）之道"，也就是"虔信瑜伽"。对神的爱与赞美就是在乞求至高的知识从隐蔽处出场，是最为便捷的方式。单纯的知识之路却极为困难，辨喜曾把它的难度比作让汩汩而下的众水回流；而藉着神，所获得的解脱正如顺水行舟，道路也许会更为迂回，但却极省力而愉悦。对于尚多少保留一点微弱的私我存在的凡人而言，尤其合适。故罗摩克里希那与辨喜也常常乐意向人们荐此"虔信"之道，享有更多人神欢娱的境界，其理由即在于此。

我们在谈论与思索绝对者时，不得不落在相对的层面上，罗摩奴阇作为虔信宗的圣人，他所倡导的限制性不二论（Visishtadvaita），就是指部分的合一以求臻达最终的不二论（Advaita）。"Visishtam"即限制、差别之意。变化的思想藉着变化的话语永远无法表达绝对，我们所抵达的只能是某些带着特征的事物，而不可能是梵本身。故此虔信之道乃不朽的道路，罗摩奴阇曾赞叹：

"哦，圣者毗耶莎啊，你从无限的吠陀的牛奶之洋中，搅拌出这上好的哲学的黄油，以更好地帮助人类！所有的美德与所有的品质都属于大梵天，宇宙之主。他是最伟大的原人和梵的呈现，或者说宇宙本身！"

但是辨喜也指出这种人神的虔信关系也要避免一个缺点，那就是偏执与狂热。这是蜕化为二元论之后就很容易出现的倾向。譬如在吠檀多哲学系统中，很有代表性的思想家摩陀婆持的就是彻底的二元论，他也声称所有的种姓甚至包括妇女都应该学习吠陀，但其主要观念却来自往世书中的神话，尤其是《薄伽梵往世书》（Bhagavata Purana；也常译作《薄伽瓦谭》），所以他说梵就意味着毗湿奴，而不可能是湿婆等其他诸神，除了毗湿奴之外，没有任何拯救的可能。而其他的二元论宗派也有类似的倾向：

真正的吠檀多主义者必须是兼爱一切的，一元论或者绝对不二论正是吠檀多的灵魂。而二元论自然会倾向于不宽容，以为自己所行的就是唯一绝对之路。毗湿奴宗（Vaishnavas）在印度是二元论，也是最不宽容的教派。而在另外一个二元论宗派湿婆派（Saivas）还流传着这样的故事，是关于一位名叫甘达卡纳（Ghantakarna）的信徒的故事：这位信徒对湿婆的虔信是何等地狂热，以至于他不愿意听到任何其他天神的名字，于是他就在自己的耳朵上装上了两只铜铃，这样就能够避免听到任何其他神名的声音。由于他对湿婆如此的强烈之爱，使得湿婆要晓示他自己与大神毗湿奴之间并无区别，这样他就以一半毗湿奴一半湿婆的形象呈现在这位信徒面前。这位信徒立时在神面前燃起香火。但他深深的偏执，以至于当他看到香气进入毗湿奴的鼻子时，他就把自己的手指伸入其鼻孔以阻止该神也享受这甜美的气味。

辨喜之所以讲述这个笑话显然是对这种不宽容、不能容忍异己之见的宗教膜拜方式的不满，而这种特点在基督教世界里却极为普遍，他认为这恰恰悖离与误解了基督本身的教诲。他曾经提到耶稣，认为这位圣者将福佑降至无数人的身上，他的福音已为宇宙的善工作了几千年，但他首先是位非二元论者，这同样的一位人却将仁爱普及万众，就是因了他的传播方式的微妙："对于大众，即那些尚无法想象任何超人格的神圣者之人而言，他会说，'要向你们天上的父祈祷。'对于另外一些能够理解更高观念的人，他则说，'我是葡萄树，你们是枝叶。'但是对于自己的门徒，他就会将最高的真理启示，他宣布道，'我与父是一体'。"

所以，根据世界上一切圣贤的教诲，辨喜又结合印度本身的灵性传统，他所觉悟的还是伟大的吠陀经早就说过的那句话："你可以是二元论者，我可以是一元论者，你可以相信你是永恒的神的仆人，我可以宣称我与神是一体。两者都是好的印度教徒（或宗教徒），何以如是，吠陀的经文可诵——'实在虽为一，圣人异其名'。"

三

这种古老的宣称在森林圣者的隐修生涯中得到了印证，然后又藉其口耳相传的传统流播至后世，最终被文字记载下来，它也陶铸了印度文化性格中普遍的宽容主义。像辨喜就说过："对于印度教而言，人们不是走在由错误进入正确的道路，而是从正确到正确，从低层的真理到达高层的真理的过程。对于真正的印度教徒来说，所有的宗教，从最低层面的拜物教到最高级的绝对不二论，都意味着人类灵魂试图去把握和理解无限者的种种方式。而每一种断言都取决于其诞生的特定背景，而这所有一切又标志着不同的发展阶段。每一颗灵魂都是一只年轻的天鹅，它越飞越高，汲取越来越多的能量，直到它抵达太阳。

也正是因为这样，他与其古鲁罗摩克里希那一样，从来不会谴责那些遍布世界各地的偶像崇拜。罗摩克里希那就曾说过："如果我们真的感知到神的无所不在，为什么我们就不能藉着崇拜一个神圣的形象来达到对心意的专注呢？难道这全在者独独不在此形象中吗？那些不重视偶像崇拜的人，也不要抵制他人对任何偶像的崇拜，而那些试图从这些崇拜中寻找错误的人，他自己其实是愚蠢的。"他还提到虔信圣者罗摩奴阇生平中的一个小故事：

一些孩童在道上玩耍，他们在地上涂抹出一幅室利·朗伽姆（Srirangam）神的庙宇画像，并且在上面画出大神朗迦南德（Ranganatha）的冥思图。这恰好被当时在路上行乞的罗摩奴阇看到，他迅疾上前，在像前跪倒膜拜，而且立即跌进了三摩地。"以为神不能于我们所制的雕像和我们所画的画像上面存在，这是极其愚蠢的念头。"

而辨喜也是一辈子感激罗摩克里希那对他的这种引导，他早年因深受激进的梵社改革派的影响，对印度自古以来的崇神风俗极为不满，而圣者罗摩克里希那却是时母神庙的祭司，极为虔诚的信徒。他曾说："在我们所有经论中对于偶像的外表崇拜俱被描述为低等崇拜中最低的仪式，但这并不意味着这样做是不对的，尽管有许多坏事进入偶像崇拜的仪式之中。像现在所流行的那样，可是我并不谴责它们。如果我没有得到那个正统的、偶像崇拜的婆罗门（指罗摩克里希那）圣足尘埃的福佑，我将会变成什么样的人啊！"

但这绝不意味着从此宗教就一律齐平，一视同仁。毫无疑问，在辨喜的观念中，只有吠檀多不二论才是最高的宗教，甚至超越宗教。因为宗教本身对于人性的圆满顶峰也仅是一条道路，它本身不过是提供了较便捷的方式。只有越切近最终的实体的宗教，才是越崇高的宗教，因为我们寻找的是生命的终极自由，而不是为了宗教而宗教：

故此，就吠檀多哲学而论，这种神的观念只是意味着宗教的开始，而不是结束，人格神的观念，宇宙的统治者和创造者，正如他所被形容的那般，摩耶，或自然的主人，不是吠檀多哲学的终点，他只是起步。这个观念要慢慢成熟，从二元论到限制性不二论，一直到不二论，即——直至持此观念的吠檀多主义者有朝一日发现，他所认为站立在外的神，其实也正是里面的自我。他就是那个自由者，但因着种种限制而以为自己套着枷锁。

为达此目的，各种仪式与牺牲都是必要的辅助，对于我们内心的洁净还有唱诵之法（Japa），念诵神名，念诵曼陀罗（Mantra，即咒语）等都是有益的，有将心灵从悲伤和痛苦中解脱出来的奇妙效果。神圣的名字可以令信徒进入无限的喜悦之中。但辨喜也说，不是所有的仪式，圣名都是必要的，要选择最接近自己的信仰状态的，然后步步趋于高昂才是虔信的正途，辨喜曾云："人类通过亲证神圣而成为神圣。偶像，或庙宇，或教堂，或书籍都只是其灵性童年期的辅助和援手，但是，必须逐渐地步入升华。"而他认为，其中念诵"唵"（Aum）这样的曼陀罗尤其重要。

另外，在印度教中，还有一个与神的关系极其紧密的概念——阿凡达。这原是印度神话里的重要概念，原意为"化身"或"降世"，其梵文的拉丁译法为"Avatar"，古典时代的印度人相信，每当人类的正义力量遭受威胁、面临危急之时，神灵（尤其是指大神"毗湿奴"）就会从梵界下来，以肉身的形式来到人间，帮助人们战胜邪恶和邪灵。在《薄伽梵歌》（*Bhagavadgita*）（4：7）中，毗湿奴的著名化身克里希那就曾对英雄阿周那说道：

一旦正法衰落，

非法滋生蔓延，

婆罗多后裔啊！

我就创造自己。

为了保护善良的人，

为了铲除邪恶的人，

为了正法得以确立，

我在各个时代降生。

而印度教的大神湿婆神（Shiva）和象头神伽内什（Ganesha）虽也有化身之说，但是在印度的神话大系——18部"往事书"中，主要是指毗湿奴的化身，像毗湿奴教派的圣典《薄伽梵往事书》，里面就详尽地细述毗湿奴的22个化身，其中最著名的当属印度教的大神"罗摩"和"克里希那"，而且还包括佛教的创始人释迦牟尼。按印度教的说法，耶稣也是这样的阿凡达，他们都是神的周期性化身，他们的到来都是为了拯救已趋于劣势的达磨正法，帮助与保障人类的终极自由的达成。就阿凡达的主题，辨喜说：

在这个世界上，比通常意义上的灵性导师更为崇高、更为完美的另外一类古鲁，就是自在天的化身阿凡达。他们可以藉着触摸就可传达灵性，甚至只需起心动念即可达成，在他们的要求下，即使是一位低劣和堕落之人，也可在瞬间变成圣人。阿凡达是所有导师的导师，是神藉着人而显现出来的最高形象。除了通过他们，我们无法见到神。我们情不自禁地会崇拜他们，事实上他们也是我们必须崇拜的唯一一类人。

他还进一步解释其原因道：

绝对者无法被我们所崇拜，所以我们必须崇拜其呈现之物，这种天分也是我们的秉性，耶稣拥有我们的秉性，他成了基督。所以我们也可以、而且必须成为基督。基督和佛陀都是抵达圆满之境的名字，那名为"耶稣"和"乔达磨"的人把它呈现了出来。

这些神的化身在人间重建了达磨，使得种姓的迥异归一，贫富的界限夷平。他们的圣名可以给世界带来光，物质时代的夜色也被他们所驱赶。而且无论何处，只要曾被他们驻足，那个地方就成了人们崇拜的圣地。历代的宗教传统都认为，对圣地的朝觐亦构成提升人们灵性境界的重要方式，原因即在于此。如果没有古鲁与阿凡达的存在，人们对至高真理的寻找必是劳而无功的。与之相比，世间的教育大都是盲人牵着盲人，二者都不知道通往神的真正道路：

蒙受神的恩宠与他的伟大孩子（指神的化身与人间的古鲁）的恩赐，这是通往神的两条重要道路。有这种光的孩子陪伴是极难得的福气，与他们在一起五分钟，将改变一个人全部的人生。如果你真的有足够的需要，那样的人会在你的生活中出现。这些神的爱人一旦出现，就能令那个地方圣化，这些都是主的孩子的荣光，他们就是他。而且，只要他们一开口，他们的话语就是经典，而那个他们所驻足之地，立即充满了力量，那些去往那儿的人将会感觉到他们的存在，并且有一种成圣的内动力。

这里辨喜所提到的"足够的需要"是指一种神圣的饥渴，这种饥渴指向对神的强烈思念与盼望，罗摩克里希那曾认为，人们之所以无法见到神，就是因为从来没有对神燃起过强烈的感情，这种感情的强度往往使人奋不顾身，达到茶饭不思、疯狂沉醉的地步，如同守财奴对黄金的饥渴一般，除了神之外忘记了世间一切。其所卷起内心之巨澜，却恰好构成了灵性的最佳动力，罗摩克里希那曾以一个寓言来形象说明：

一天，耶稣基督正在海边行走，此时一位虔信者走近来问，"夫子，如何才能让人看到神？"耶稣就拉着这位寻求者直接往海里走去，然后将他按入水中，好一会儿之后，他放开了这位信徒，并用手臂将他扶起，问，"现在有什么感觉？"那信徒说，"我感到好像我的末日已经来到了——那是一种极其绝望的情形。"于是耶稣说道，"你想见到神，那你心灵之对他的想念，应该如同你刚才对空气的想念那般强烈即可。"

也只有带着这种强烈地视如性命般的感情饥渴着神，耶稣那句并非轻描淡写的话语才是可理解的："凡祈求的，就得着；寻找的，就寻见；叩门的，就给他开门。"辨喜认为："这些话语是真实的，绝非比喻或虚构，它们是自神最伟大的儿子心中之血液中流淌而出。他曾经来到我们这个世界，而这些话语就来自他知识的果实，来自他已经感受与亲证到神本身之后的果实。他曾与神对话，并活在神里面。这种真实性所达到的程度比我们见到眼前这座大楼还要强烈一百倍。"

四

在印度文化中，奥义书历来被认为是吠陀时期的那些圣者与先知们在最为清净和超越的状态下，即在甚深禅定境界中，所觉悟到的真理和启示。正是他们把这些真理传授给他们的门徒，经过世世代代的口授心传，使它们被保存了下来。在那里有很多地方涉及神的奥秘，譬如《白净识者奥义书》就说道：

这位神遍及所有的方向，

既最先出生，又处在胎中，

既是过去生，又是未来生，

既居于人中，又面向一切。

这位神在火中，在水中，

进入一切存在之物中，

在药草中，在树林中，

向这位神致敬！致敬！

它又说：

他是一切之脸、头和颈，

居于一切众生的洞穴中；

这位尊神遍及一切，因此，

他是进入一切的吉祥者。

这位神圣者支配着每一个子宫，它控制着一切形式与一切的起源，而一切又都在他那里聚合又解体。斯宾诺莎曾云，自持于自我是所有存在物的本质冲动（conatus essendi），故尘世之物皆以自我为中心。而神显然不是这样，神是纯粹的"给出"和"为了"。故神的中心无处不在，万物都构成了神的中心。辨喜曾在比较神人之间的区别时说过类似的意思，认为人是一个周沿无边无际的圆，而其中心只有一个；神也是一个圆，其周沿也是无边无际，而其圆心却无处不是。但真正的宗教必须让人亲证到神，看见神：**"它从来不是说'相信'，而是说'看见'，'我如果能够看见，则你也一样能够！'藉着相同的方法你就会看到相同的景象。神临在于每一个人，并同时触及万有。"**

但常常发生的情况却是，无数人在有神的信仰中依然未能如愿以偿地"看见神"。罗摩克里希那曾遇到一个寻求谜底的人，他说："我今年已经55岁，我花了14年来寻找神，我遵循着导师的建议，也到所有的圣地朝观过，也见过许多圣者。但是，我却一无所获。"听了这位寻求者充满困惑的话语，罗摩克里希那答道："我保证你，一个人如果对神充满饥渴，他必然会发现神，看着我的眼睛，坚信这一点。"

虽然神的确是无所不在，但只有在我们的内在之旅中才会被我们发觉，这也就是罗摩克里希那如此坚定地安慰那人的缘由，因为这基于他自己的经验。没有神是真正在外部被我们看到的，故唯有往内在探索，往人身上唯一的"圆心"也即神的居所挺进，才是发现神的秘径。所有其他向外的路径都是一种内心的准备。如人神的奉爱关系正是为了建立"自我臣服"之道，让我们的心灵全然洁净，把通往最高真理的道路之障碍与阻挡一一除去。与古鲁的接触，到圣地的朝拜其功能亦是如此。辨喜曾云："我们承认神，不是因为我们真正需要他，而是因为我们私心的存在，故需要。爱是一种绝对的无私，它完全越过对象的荣耀与可慕而把情感付出。它是一种臣服与崇拜却不求回报的品质。爱所唯一请求的只是爱本身。"强烈的爱慕让一个人的内心把私我清空，这样，神圣者就会现身。因为真正能够被我们所把握的神圣者是在内心被亲证到的。

辨喜于1896年在英美两地都谈到了他伟大的古鲁罗摩克里希那，这些话语曾以《我的导师》（*My Master*）为题面世，在忆及导师的悟道经过时，他一针见血地指出："我们必须感受我们所确信的神的存在，我们必须去经受宗教的事实以知道它们是事实。再无其他，没有证明与推理。单是我们的感知使得这些事情向我们呈现出其真实一面，使得我的信念如磐石般稳固。"

这正如太阳，它的存在不需要证明，不需要别的灯火来照亮它的存在，因为它是自照的，真理也是如此，它自身是自足的，谁与真理相遇，谁就信了，不需要别的事实做证。如果连真理也需要证据，那么，那些证据又需要什么证据来证明呢？神的存在不需要证明，也不需要盲目的信仰，而是要去经验，这是吠檀多教育的核心信念之一。而最重要的，则是告诉我们，所有的存在都与我们的心灵状态有关，与我们内在自我的投射有关：

> 这自我是永恒的主体。我们一直竭力在把这种自我对象化。正是这种努力，宇宙显现，物质界显现，等等。但是这些都是极为微弱的尝试，而对于自我而言，最高的对象化是人格神，这种对象化都是为了揭示我们自己的本性而做出来的尝试。

但未免让人心生疑窦，这些还会是真实的吗？这些物质，这宇宙，甚至神，如果它们都有赖于主体观照者的心态，那么它们还会是真实的吗？吠檀多哲学的意见是，真实的是梵，其他都是虚假的，都是一种梦境般的虚幻，但同时落实到个体，这种真实性还依其对梵的亲证程度而言。就显现的世界而言，神是最高的真实。而最真实的显然是那个觉知到这一切的主体。即使存在梦与醒的差异，有错误或正确的觉知之别，但其觉知者却是同一位，如果是黄金打制的，当手铐变成脚镣，或者脚镣变成了手铐，这都没有关系，这并不影响其品质。正如蝴蝶和庄周的区别，不过是名号的差别，是脚镣和手铐的差别，居于其中的是同一位，是同样的黄金，是同样质地的材料打造出来的，虽然手铐与脚镣两者看上去都是对黄金的束缚，但黄金的本性并没有变化。所以，无论是神，还是宇宙，都是摩耶，只要在二元世界之中，只要还在执着于名相，则就没有被真实呈现。就此而言，圣者美赫巴巴（Meher Baba）的那段话颇有道理："摩耶不是幻象，它是幻象的制造者。摩耶不是错误，它是错误印象的制造者。摩耶不是假的，它是使真显得假，使假显得真的东西。摩耶不是二元，它是二元的制造者。"摩耶就是我们的梦意识的弥散，是一种错误的认知，它的存在与否，决定于我们的醒觉程度，取决于我们的心。

所以，以此类推，神的存在与否，以及神与你的关系都依你的精神状态而定，神本身可以构成我们穿越摩耶之世的渡舟。正如辨喜所云："我们可以把神看成我们的父亲、母亲、朋友或爱人。称神为母亲比称他为父亲是一种更高的思想，称他为朋友则更好，但最高层面的关系是以他为我们的爱人。最重要之点就是要在爱者与被爱者之间看不到差异。你们或许还记得波斯流传着的一则古老故事：一位爱人来到所爱者的门口敲门，这个爱者问，'你是谁呀？'爱人答，

'是我。'于是没有回应；第二次爱人又来敲门，并且高声叫道，'我在这儿。'但门还是不开；第三次他再来，屋内的声音又问，'谁呀？'这次爱人回答说，'我就是你自己，我所爱的人本身呀！'于是门就开了。"

于是，门就开了，二元世界与神都消失了，过河之后，桥与渡舟都是需要放下之物。此时才是真实现身之时，圣者婆悉湿陀把自摩耶中觉醒的秘诀告诉了十车王之子罗摩：

你当这样思——"所有梵天，毗湿奴，湿婆，因陀罗和其他神祇所做的皆是经我而做，我即觉知者。"你当这样思——"我是整个宇宙，我是不朽的阿特曼，既无过去，也无未来，一切只是我。"你当这样思——"一切皆是唯一者梵，纯然的觉知，万物的自性，独立而不改。"你当这样默然冥想——"既无我，也无其他，存在的只是梵，万国皆是它满满的祝福。

除非我们自由了，否则，一切都是摩耶，一切都是虚假，反之，如果我们认清了绝对本体，那么再无虚假存在，一切都是真实的，一切都是超越于二元之上。但在摩耶之世，所凭借的唯有摩耶之力，以相对的知识来帮助达到绝对的知识，逐渐趋于真实，最后，连拨火棍与柴火也要一起燃尽，如同鸟兽不会再依附于燃烧过的山，罪恶与虚假也再不会去打扰知梵者。神的意义亦在于此。锋利无比的吠檀多不二论哲学虽然认为神也是虚假，甚至连大梵天或自在天亦是绝对者披着摩耶的面纱的呈现，但它绝不摧毁神，反而让神回到应该属于它存在的位置。这也正是辨喜等人虽早就亲证不二之境的圣人，还照样推崇并崇拜神灵的原因。连不二论的集大成者商羯罗大师也认为：梵虽然是超人格的，但也只有把梵作为人格神来加以崇拜、冥念，才能进入梵界。因为只要还身处二元世界，那么神就是最真实、最完美的存在。

在古老的印度，曾流传着这么一则颇具意味的神话：据说曾有这么一个时期，所有的人都是神，但他们滥用自己的神性，于是梵天决定取走人类的神性，并藏在一个永世不得发现的地方。于何处藏此神性，遂成了问题。于是梵天召集众神商讨。众神提议道："把它埋在大地最深处。"梵天回答："不行，人类会发掘并找到它。"接着众神提议："把它埋到大海深渊。"梵天又说："不行，人类会潜水并找到它。"众神又说："把它藏于高山之巅。"梵天还是摇了摇头，"也不行，人类最终会爬遍每座山，再度取回他们的神性。"于是众神绝望地叹息道："那我们也无能为力了，似乎人类的足迹无处不至。"梵天苦思冥想了许久，最终抬起头来，说道："我知道该怎么做了。我们要把人类的神性深藏于人自身存在的中心，因为人类永远不会想到去那里寻找。"

众神皆点头，认为这是个完美的隐藏之地。从那时起，人类便开始上天入地，挖掘、潜水、登山、探索——寻找那早已蕴涵于自身的神性。

这也意味着我们的探索现在需要转向人类本身了。

第三节 人　格

一

所有伟大的学说，所有的哲学与宗教，如果最后不是落实到人的层面，尤其是自我真实的层面，那么一切都会流于虚妄不实，一切都会丧失其意义与根基，辨喜也不例外，当他在传播这种普世性的印度哲学时，其所有需要达成的目的毫无疑问最后都必须指向人。1896年，当辨喜的《胜王瑜伽》在欧美各地迅速热销之际，其扉页上的一段话语颇引人注目：

每一个灵魂都是潜在的神，我们的目标就是通过对外在和内在的自然本性的训练与控制，来显现这种神性。这种训练既可以通过工作、祭献，也可以通过心灵的控制，或者哲学——

通过这里面的一种、多种，或所有这些方法，而后臻达自由之境，这就是全部的宗教。至于其他学说、教义，或者仪式、圣典、庙宇等种种形式，都不过是次要的细节而已。

　　他在另一处甚至用更简短有力的语言说道：**我的理想事实上可以用几个字词来表达，这就是：宣布人身上的神性，以及如何在生命的每一个活动中将此神性显示出来**。这种宣称在基督教世界中显然是大逆不道的，因为按照他们的经典看来，人不但不是神，人神之间不但有着绝对的不可跨越的界限，而且人还是带着原罪的"罪人"（Sinner）。这一点恰恰是辨喜所要反驳的。我们需要注意的是，宣称人的本性之神圣性在印度文化中其实源远流长，奥义书中到处都有这样的论断，譬如《广林奥义书》（2：5：15）云："这自我是一切众生的主人，一切众生的国王。正如那些辐条安置在轮毂和轮辋中，一切众生、一切天神、一切世界、一切气息和一切自我都安置在这自我中。"而跋达罗衍那在《梵经》中亦云：**"自我就是梵……对身我与最高我无差别的论断是命题得以成立的标志。……因为最高我存在于身我之中。"**

　　辨喜在传播这种人的神圣性时，必然要与基督教的教义相遇，他曾激情四溢地说道："其实说到底，你就是神。'罪人'？这么称呼人，本身就是一种罪孽；这是对人的本性的可怕污蔑。醒来吧，狮子，抖落你那睡梦中的幻觉，你乃是不朽的魂灵，自由的精神，是神圣和永恒的。你既不是物质，也非肉身。要知道，物质是你的仆人，而你，绝非物质之奴。"

这相异的论断无疑构成了他在传播普世信息时宗教间的张力，但辨喜却很机巧地越过了它们，他认为即使在基督教的圣典中也有对人的完美性的判断，这一点在世界各大宗教文化中都是一致的：

在所有的宗教里，无一例外地都持有一个相同的观点，即人是从其原来之所是堕落而来。不管这个观点是披着神话的外衣，还是以一种清晰的哲学语言说出，抑或用美妙的诗歌来表达，它都是极富有意义的。

这一点无疑得到了世界各大宗教神话的支撑。而自古以来该观念也一直深深扎根人心，构成了信仰与宗教的根本动力：

所有关于宗教与神的观念都是为了寻找什么呢？人类为何要寻找神？在每一个民族，每一个社会，人类为何都会有某种完美的理想——或关乎人，或关乎神，或关乎别的什么，就是因为这一观念原本就存于人心。那是你自己内在的心跳，而你却不知，你却将它误认成了外在的某物。它就是神，即你内在的自我催逼着你去寻找它，去亲证它。

他还曾说："宗教果然能够兑现什么成果吗？是的，它可以，它会带给人们永恒的生命，它使得人类成为其所应是的，使其人性发展为神性，这就是宗教的任务。所有信仰、所有教派的理想都是一样的，即实现自由，止息众苦。"

在辨喜看来，世界的历史，其实就是这些对自我有信仰的人的历史。因为这种信仰唤出居于其内在的神：任何事情你都可以做得到，只有在你还没有竭尽全力去显示这种无限能力之时才会导致失败。如果一个人或者一个民族失去对自己的信仰，死亡就会尾随而至。所以，首要的事情是：信仰你自己，然后才是信仰神，他甚至进行这样的论断：**"谁不相信自己，谁就是无神论者。旧的宗教传统是这么说的：谁不相信神，谁就是无神论者。而新的宗教却要这么说，谁不相信自己，谁就是一个无神论者！"**而全人类的终极鹄的——所有宗教的目标和终点——无非就是复归于神的一种团聚，或者换一种同等意义的说法，即复归于每个人的真实本性，即他的神性。但这就需要唤醒人们，需要令他认识到自我的真正身份，这是最高最根本的知识，在这种对自我神性的认识面前，其他所有学问都是其次，因为它们无法止息痛苦。在《歌者奥义书》的第七章记载了以下故事：

> 圣人纳兰达（Narada）在未悟道之前，曾去拜见另外一位圣人撒那库马拉(Sanatkumara)，他一见到撒那库马拉就说："唵！尊者啊，请教导我！"于是撒那库马拉回答道："请把你平生所学对我说出来，我会告诉你更多。"纳兰达就说："尊者，我通晓黎俱吠陀、耶柔吠陀、萨摩吠陀，还有阿闼婆吠陀，还有传奇和故事，还有语法学、安魂术、数学、占卜术、纪年学、逻辑学、政治学、神学、梵学、鬼学、权谋术、星象学、迷魂术及美术。平生所学大抵如此。尊者啊，我是这样一个人，通晓经书却不懂自我。我从尊者这样的人那里听说过，知道了自我的人就超越了痛苦，而我如今却还是一位痛苦者。请尊者帮助我超越这些痛苦，臻达彼岸吧！"撒那库马拉答道："你所学过的这些知识，其实都是名相（Nama）"（《歌者奥义书》7：1：1-3）

在《卡塔奥义书》中也有类似的劝告，但是同时还对我们说，这条自我寻找之路是无比艰险的道路，非具有大勇毅者无法行于其上，这就是那句被广泛征引的名言："哦，人们呐，快起来，快苏醒！去寻找智者，从他们那儿学习自我的知识。他们说，通向自我之路是艰难的，如同行于一把剃刀的锋刃之间。"

辨喜所传播的普世真理如果把它浓缩起来，其实就是这种"自我知识"的传达。而且他认为这是人类的特权，万物没有演化到人这一步，尚不具备这种能力，而神灵又缺少有形的身体亦无法看清自我的真面目。法国古生物学家兼神学家的德日进也从另外一个角度特别谈到人的演化与大自然的源头的关系："生命和思想的呈现与发展都不只是偶然的，而是有结构的，与大地物质的轮廓及命运都是息息相关的。"还说："人是存在的最高树梢。"

就此，辨喜说道：

这个人身是宇宙间最伟大的身体，这人类是宇宙间最伟大的存在，人高于所有的动物，也高于所有的天使，再无比人类更伟大的了，甚至连天界之神（Deva）也要下至凡间，藉着人身臻至完美。因为只有人类才可以抵达这一目标，这一点连天神都做不到。根据犹太教与伊斯兰教的说法，神是在创造了天使与万物之后才造人的，造好之后，他令天使到人的面前致敬。所有的天使都听从吩咐，只有伊比利斯（Iblis）除外，所以神诅咒他，于是就成了撒旦，在这些神话背后都隐含着一个伟大的真理，即人的诞生乃是最伟大的诞生！

　　这就使得辨喜与印度历史上的那些持灰暗人生观的思想家有了显著的差异，也与我们所理解的印度文化精神有了一些距离。而他的老师罗摩克里希那也有类似的意见，并指出了人的生命意义之所在，呼应了奥义书的精神。他的一句话语曾被旁人记录下来：一个人获得人的生命是何等之不易啊，但若是不曾亲证到自己的神性，那这样所得的生命还是徒劳而无意义的。如果不以亲证神性为目标、不以治此虚妄之身为真实之神性，反倒将全部的生命拿来追逐无关紧要的外物，那是何等巨大的浪费，中国的庄子曾有类似的态度，他把这种可笑的人生行为嘲讽为将贵重的"随侯之珠"拿来弹打藐小的"千仞之雀"：

　　今且有人于此，以随侯之珠，弹千仞之雀，世必笑之，是何也？则其所用者重，而所要者轻也。（《庄子·让王》）

　　而辨喜与商羯罗的意见一致，说得极为明白，他们将真实生命分成了几个重要元素或步骤，必须要依止而行才不致于错置人生：

　　我们需拥有三件伟大的礼物：第一，人身；第二，对自由的渴望；第三，以已经越过虚幻海洋的完美灵魂者为人生导师。在神的护佑下，当你有了这三样，则你必将得到解脱。

佛教的《大般涅槃经》卷26亦云："世有六处难可值遇，何等为六？一佛世难遇。二正法难闻。三怖心难生。四难生中国。五难得人身。六诸根难具。如是六事难得已得。是故不应起于恶觉。"

但所有的难题也正发生在这里，自由与人身之间本身就是矛盾的，充满张力，充满痛苦与绝望。**自由与人身，是一块硬币的两面，作为人的存在，既可以是生活在机械律里的动物，也是可以对抗既定标准的自由的生命，既被控，又能看清所控，既在非自由的身心囚禁当中，偏偏又能觉知这种囚禁、反思这种囚禁，不但以世界为对象，而且以自我为对象，指向了一种绝对意义上的自由。**

于是，吠檀多哲学必须解决这个人身与自由的真正关系，它们各自的究竟面目，否则痛苦、恐惧等负面的事物皆缘此而生，因为无明会导致一切的罪恶与苦难！

二

在吠檀多哲学里，有一个很重要的概念就是"身我"或"个我"（Jiva），它的意思是"个体存在者"，指有身之我。其本质实乃最高我，但是因了种种限制性因素而忘记了自己本来神圣的面目。商羯罗在诠释《梵经》时说道："个我与最高我的差别是由限制性因素，如身体等造成的，它们是由无明幻变出来的名色构成。差别是不真实的。"他们用一个梵文词汇"乌帕蒂（Upadhi）"专门来标识这些限制性因素。乌帕蒂（Upadhi），是吠檀多哲学中的一个专业核心术语，意指限制性的附属物，简单地说就是身心限制条件。正是这些乌帕蒂隔离人对自我的认识，而乌帕蒂的萌生又与人的无明所导致的私欲（Egotism）有极大的关系，正如罗摩克里希那所说的那样：

身我的真实本性是永恒的存在—智慧—喜乐。只是因了私己之心而被诸多乌帕蒂捆绑，以至于忘记了自己的本性。

在商羯罗的《自我知识》（*Self-Knowledge*）一书中，他提到了三重乌帕蒂：粗身（Gross body）、精微身（Subtle body）与因果身（Causal body）。就是因为这些乌帕蒂使得原来的遍在者成了一个个看似不同的个体存在。

粗身就是我们显现出来的肉体，它由皮肤、肌肉、血液、动脉、静脉、脂肪、骨髓、骨头等组成，它包含了五种元素：空（akasa）、气（vayu）、火（agni）、水（ap）和土（prithivi）。这些元素既然有组合，也自然会解体，故它会经历生老病死的不同状态，它所呈现出来的状态决定于我们过去的羯磨。粗身本身没有意识，而只是我们的工具和器官，一个人正是通过它来经验整个外部世界，当外部的宇宙被我们感知到时，它就与我们的日常觉醒状态相对应。

而精微身相对于粗身就复杂多了，按照商羯罗在《分辨宝鬘》中的分法，它是由八种类型组成：五气、五个感觉器官，五个行动器官、五种精微元素，还有四种精微感知构成的内在器官，加上无明，欲望、业。商羯罗把这八类唤为"八座城池"。精微身与粗身的差别，正如王志成在《智慧瑜伽》中的释论所云："人死后，粗身会散去，尘归尘，土归土，而精身则不会那么容易散去。因为人的行动造成业，灵魂离开粗身，却带着业留在精身里继续轮回。这个过程是没有尽头的叠置过程。只要不觉悟，他就不断地从一个身体（粗身）走向另一个身体（粗身）。"人类的所有感知、思想、推理与判断等能力皆源于此，它甚至可以在我们的睡眠中继续活动。

而因果身则很难描述，因为它是没有任何迹象的存在，按照商羯罗的说法，它是由无分别时的原质三德构成，类似不可言说的摩耶之谜。在这种状态中，所有的心意与感官活动都已经止息，只有生命力在延续，但它却拥有自我回归本位时的喜乐和平安。它对应于我们的熟睡无梦的状态。

但正如《卡塔奥义书》所云："没有任何人仅仅凭借其生命之气息而存活。还有另外的某物在支持着他。生命气息亦依赖于此物。"这就是真正的自我，上面的三层乌帕蒂就覆盖在它的上面，如同三层衣服披在我们的身上。但这个真正自我即便是在我们的沉睡之中，它也是清醒的，**"当万物皆沉入了梦乡，只有唯一的觉醒者存在"**，此"唯一的觉醒者"才是我们的自我。斯瓦米·洛克斯瓦南达在解释这一颂时，说道：

我们都有过一些类似的经验，即在睡梦中做着各类毫无意义的纷乱之梦。比如说，我们梦到自己正在被一头猛虎追赶，而自己正在竭力奔逃。这难道不是很荒唐的经验吗？当我们尚躺在床上，我们如何可能在奔跑？我们的房中如何可能出现猛虎？这些全是出于心意的构造。这说明了心意能够独立于身体而行动。但是有些时候我们也会有无梦的睡眠。此时心意发生了什么我们虽不得而知，但很明显，此时的心意是处在休息之中，这就显示了有高于心灵的某物仍在维系着身心的结构。这就是自我，它总是觉醒的，因结合了无明，它掌控着身心之完整，使得它们按其意志而行，换言之，身体和心意都是灵魂的工具。这自我，在其最原初的状态，就是宇宙大我，就是梵。所有的世界歇息于它，再无超越它之上的事物，它是至高无上者，它是永恒不朽者。

　　而这个真我，我们很难直接经验到它，按照辨喜的说法，只有在三摩地中才会清晰呈现。他以罗摩克里希那的三摩地经验来证明自我的存在比人格神还要真实："人格神因其自身而存在，正如我们因我们自身而存在。神可以作为一种形象被看见，亦如我们作为一种形象被看见一样。作为人，我们需要一个神存在，而作为神，我们则再无所求。这就是为什么罗摩克里希那经常看见神圣母亲与他同在，甚至比他周围的事物还要真实。但一旦跌进三摩地，除了自我，再无其他存在。"而无梦的熟睡中，其实人已经经验到了那种喜乐滋味，故使得我们在最短的时间内恢复了我们的生气，只可惜此时的觉知被最后一层乌帕蒂牢牢覆盖着，故这种回归无法援助我们的解脱，正如锦衣夜行，其灿烂被无边的黑暗所吞没。

　　至于另外的醒与梦的两种状态，离自我更是遥远，它们只是在河流的两岸摇摆而已，通常无法对自我发生深度的认知。《广林奥义书》里的圣者耶若伏吉耶说道：

　　他在梦中游乐，看到善行和恶行，又按原路返回原来的出发点，进入觉醒。他在那里看到的一切并不跟随他，因为这个原人无所执着。……他在觉醒中游乐，看到善行和恶行，又按原路返回原来的出发点，进入梦中。犹如一条大鱼在两岸之间游动，忽而此岸，忽而彼岸，这个原人在睡梦与觉醒之间游动。

在吠檀多哲学里也喜欢用"五鞘（kosa）"来解释这一点，商羯罗云："由于和五鞘结合，纯粹的阿特曼就如同五个鞘一样。这就如水晶，一片蓝布或红布与之相触，水晶就好像是蓝的或红的了。"五鞘分别是：粗身鞘（annamayakosa）、能量鞘（pranamayakosa）、心意鞘（manomayakosa）、智性鞘（vijnanamayakosa）和喜乐鞘（anandamayakosa）。这五鞘叠置在自我之上，就如同剑鞘一样。第一鞘属于粗身，第二到第四鞘属于精微身，第五鞘属于因果身。五鞘来源于自我自己的力量，就如同"莎草聚集掩盖了水箱中的水，五鞘覆盖，自我就不再显现。"

但是罗摩克里希那反对这些过于繁琐的划分，辨喜一定程度也受到老师的影响，其在欧美传道时，就省去了那些繁复的印度传统哲学的概念，直接以西方的心理学术语来给西方的听众解释：

首先是我们身体（Body）的存在，在它后面就是精神

（Mind），再后面则就是我们的身我(Jiva)。只是西方心理学与印度心理学有个大大的不同，在西方的学问中，这个精神就是指灵魂，而印度的（奥义书）圣人则不这么认为，内部的器官，即被我们唤作精神的，只不过是身我的手臂，身我藉着它来作用于身体，或外部世界，这一点在印度哲学里是被公认的。同时他们也同意这个身我是永恒的，它没有起始，一次又一次地重新出生，直到它获得最终的释放。

这种心理学式的表述是他在西方传播印度哲学时所用的机巧方便，这些理论合起来在吠檀多哲学中被称为"四位五藏"的理论。但其基本精神与我们上面的分析无疑是一致的。

三

这些乌帕蒂对人的真实本性的重重围困，在古典时代的奥义书中有很多的描述，譬如《爱多利亚奥义书》云："一百座铁的城墙包围着自我。"《卡塔奥义书》云："我们的身体有十一扇大门，里面居住着自我，自我是无生者，是永远纯粹的觉知。"《广林奥义书》："他制造两足的城堡，他制造四足的城堡，他变成鸟，飞入城堡，他是原人，进入城堡。这个原人，是一切城堡的居住者。"还说："任何人若是发现和觉悟到，这个进入身体深渊的自我，他便是创造一切的创世者，世界属于他，世界就是他。"铁一般城墙把自我牢牢束缚；这身体成了一个深不见底的深渊，自我就在里面囚禁，这些典籍所描述的就是吠檀多哲学所要传达的人类的精神困境。

辨喜曾在美国的一个讲演中区分了身我和自我的区别，他说，这个自我在束缚之中就唤作身我，如果越出了这个束缚，它就是梵，也就是最高我。但是他同时也说，这些束缚其实是虚幻的，根本没有什么束缚，这些乌帕蒂是摩耶，是自我的叠置。正如我们在黑暗中将一根绳子误以为是蛇，其实根本没有蛇存在。那是自我的一种投射。世界、神和人都是同一个自我的投射，我们崇拜神，其实是崇拜自我；我们崇拜世界，其实是崇拜自我；我们崇拜人，其实也是崇拜自我，而这个自我，在印度哲学中，也叫作阿特曼：

　　你必须崇拜克里希那里面的那个阿特曼，而不是把克里希那当成克里希那来崇拜，只有对阿特曼的崇拜才能够解放我们，甚至人格神也只是我们自我的投射，商羯罗会说，真正的虔信者（Bhakti）是强烈地追寻自我本质的人。

　　所以，我们根本不能与身体认同，与精神认同，那些都不是我们的本来面目，与阿特曼相比，它们都是虚无；对神的强烈饥渴是一张强有力的弓，它帮助我们射向自我，射向阿特曼："工作或者崇拜都是为了将你们带至你们的真实本性，以自我为身体是完全虚幻的。所以，甚至在这个身体里活着，我们也是自由的。就自我而言，这个身体是无，所谓的虚幻就是将虚假错认成了真实。"

当一个人没有认出绳子的时候，蛇就出现了，当他识别出绳子时，则蛇就消失了；同样地，当没有觉知到阿特曼时，世界就会显现，而当他觉知到阿特曼时，世界就会消失。仅仅是因为我们对那不可见的阿特曼的遗忘，才使得世界显现出来，就如同没有认出绳子而导致出现蛇一样。那居住在我们里面的阿特曼从来不受任何虚幻的影响，它保持最初的样子。正如罗摩克里希那所云："阿特曼不依附于任何事物，苦乐善恶，等等，任何方式都无法影响到它，但是这些方式能够影响到那些将自己认同为身体的人。正如黑烟能够熏染墙壁而无法影响到它身处其中的虚空一样。"辨喜还以自己为例：

我们在此所见的所有事物构成了外部世界，根据我们自己的精神状态将逝者所去之地看成了天堂和地狱。此和彼两者都是梦，后者亦是前者的模型化，把它们弃下。所有皆在此时此地，身体与心意自己会死去，而不是我们本身。我们既无来亦无去。"辨喜"这个人在自然手中必然会生也会死，但是，我们所见到的这个辨喜的"自我"从来不会死去，它是恒在的，永不变化的实在。

有一次辨喜与自己心爱的弟子谈到《薄伽梵歌》里的两位主人公：克里希那和阿周那时，他做了极为高明的解释：

> "克里希那，即'灵魂的主人'，劝诫阿周那，即'睡眠的主人'，他已经征服了睡梦。'德行之野'（战场）即这个世界，五兄弟（代表着正义达磨）与另外一百个兄弟（代表着所有我们所贪爱，也就是需反对之事物）之间的战争。最伟大的英雄阿周那，这位'灵魂的觉者'即其总括。我们必须与所有的感官欲乐开战，因那是我们所有的执着之源，我们必须杀死它们。"

于是为了从梦中觉醒，做一个睡梦的主人，必须控制好感官，头脑与心灵，摧毁不同的乌帕蒂，克里希那授给了阿周那伟大的瑜伽之道。

辨喜倡导四类瑜伽，罗摩努阇会推荐虔信之道，至于商羯罗，则推荐智慧瑜伽，认为通过分辨，展开追根究底的对

"我是谁"的认识，一个人就可以把最纯粹的、最内在的自我和覆盖着它的五鞘分开。如同用杵棒敲打谷粒，就可把谷米和谷壳分开一样。同时在经典的陈述"不是这，不是这"的帮助下，吟诵伟大的吠陀圣句，使得所有的乌帕蒂失效，譬如商羯罗著名的《涅槃六颂》中就以此"遮诠法"云：

"我既非生命气息，也非五气，我既非身体的七大要素，也非五鞘，我既非这双手，非这双脚，也非这舌头，我非任何行动的器官：我是永恒的喜乐和知觉——我是湿婆神！我是湿婆神！……我没有死亡和恐惧，也没有种姓的区分，我非父亲，也非母亲，我甚至无所谓出生，我无朋友，也无同道，我非弟子，也非导师：我是永恒的喜乐和知觉——我是湿婆神！我是湿婆神。" 从而认识到个体灵魂和至上灵魂的同一性。只有这唯一者存在，余者皆为虚假。

就真实与虚幻这一点而言，吠檀多哲学大家中亦存有不同的理解，如室利·阿罗频多就说道："如果我们认为世界是一场梦，或幻象，或错误，则这一梦也全然出乎阿特曼（自我），且为其所愿望的。而且，不但是它所发源和愿望，抑且为它所支撑和参与其中的。甚者，这梦是存在于真实中的梦。造成它的质料便是那真实，因为梵必然是世界的材料，亦如其为世界的基础与总和。"这在一定程度上修正了商羯罗的极端摩耶论的倾向，而这也符合阿罗频多的整体瑜伽的特征，故此，他极为重视万物进化的连贯性，即最高的意识层次是由物质界进化而来。他在《神圣人生论》中就这一点也说道："生命要从物质元素中进化而出，而心灵要从生命的形式中进化而出。吠檀多认为生命已含摄于物质，而心灵亦已含摄于生命，因为本质上物质是隐蔽的生命之一形式，生命是隐蔽了的意识，而这种意识本身亦只是出乎心灵之外的各种高等境界之一形式，在那种情形之下，人的不可克服的冲动，要趋向于神，光明，至福，永恒之境。"阿罗频多这种宇宙、神和人的整体观与一贯性被西方的很多知识分子乐意地接受，譬如肯·威尔伯在其主要著作《万物简史》（*A Brief History of Everything*）和《性、生态、灵性》中就以此来解释宇宙万物，并提出"全子说"和"大宇宙意识"等重要观念，在西方学术界造成极大的冲击力。

当然整个科学界大都还是持有原来的物质主义观点，"物质是唯一的真实"这一观念牢不可破，著名哲学史家施太格缪勒（Wolfgang Stegmuller）在其皇皇巨著《当代哲学主流》中就写有一段话来专门反思这一点：

未来世代的人们有一天会问："二十世纪的失误是什么呢?"对这个问题他们会回答说："在二十世纪，一方面唯物主义哲学（它把物质说成是唯一真正的实在）不仅在世界上许多国家成为现行官方世界观的组成部分，而且即使在西方哲学中，譬如在所谓身心讨论的范围内，也常常处于支配地位。但是另一方面，恰恰是这个物质概念始终是使这个世纪的科学感到最困难、最难解决和最难理解的概念。"

而辨喜则将人的自由与世界的问题结合起来考虑，认为不能单从一个角度来谈论，因为万物都有其内在的联系，有更深的根源：**"物质主义者说，自由是一种虚幻；理想主义者说，束缚是一种虚幻。吠檀多主义者却说，同一时间，你既是自由，也不是自由，在尘世的层面你永不自由，而在灵性层面上，你却是永远自由的。"**那些被摩耶束缚的就是凡人，反之，当凡人从摩耶中挣脱出来则就是神一般的人。

我们知道，近现代世界文化的基本面貌很大程度是由虚无主义和物质主义来主导的，而科学理性成了一切事物的试金石，辨喜等所传播的吠檀多哲学却是真正不以宗教为噱头而具有宗教功效的哲学，它也是古老的人类文化中罕见的一支能与佛学、道家在物质主义时代与科学理性握手言欢、共创辉煌的智慧传统。这也是它被西方高端知识分子所接受的根本原因，如当代物理学家卡普勒（F.Capra）在他的名著《物理学之道》中大为惊讶地说道：

在过去几十年间……现代物理学……几乎总是朝着一个方向——即趋于一种与东方神秘主义所持的非常相似的世界观……所表现出来的思想具有惊人的相应性……20世纪物理学的基础——量子论与相对论——迫使我们观察世界的方式与印度教……观察世界的方式极为相似……（而其中）理性水平最高的学派就是吠檀多，它基于奥义书而强调了作为形上概念的梵的非人格特征，没有任何的神话内容。

而吠檀多哲学所传达出来的宇宙、神和人的内在联系可以让我们重新回到本章开篇提到的那位当代智者潘尼卡，他也是像辨喜一样高度地强调了人的重要性，以及其属神的尊严："人是宇宙万物的一面镜子；人不仅是一个小宇宙，而且是大宇宙，也即整个实在的一个形象；在每个人身上都反映着上帝和世界的命运。这是人无限的甚至属神的尊严，实在的所有维度兼备于人。"

以上的文字是雷蒙·潘尼卡在他的《智慧的居所》中记下的。潘尼卡是当代罕见的兼备学者与神秘主义者双重身份的顶尖高人，而深深影响了潘尼卡的意大利人文主义者皮科·德拉·米兰多拉（Pico Della Mirandola）有几段话与之颇为相近：

其一是："你被置于宇宙的中心，这使你更容易观察这世上的一切。我们既未确定你属于天上，也未确定你属于地下，既未确定你终有一死，也未确定你永恒不灭，以便你凭着自由意志与高尚情操——就像你的造物主一样——随心所欲地塑造你自己的形象。"（《论人的尊严》）

其二是："谁知道自己，谁就在他自身之中知道了万物。"（《宗教内对话》）。

四

1895年7月26日，那天辨喜在美丽的千岛与门徒一起讨论《广林奥义书》，他指着里面的圣者耶若伏吉耶与他的妻子梅坦丽依（Maitreyi）的对话时强调了奥义书所宣布的真理：

我们之爱任何事物，皆是出于阿特曼，并为了阿特曼而行，耶若伏吉耶对梅坦丽依说，"通过阿特曼我们知道一切。"阿特曼不是任何知识的对象，那知道者也不可能被知，那知道他自己即是阿特曼的人，他是他自己的法则，他知道他就是这个宇宙，也是这个宇宙的创造者。

人类历史上的确有许多已经参与到宇宙创生历程里面的人，这样的人就是吠檀多哲学中所谓的"知梵者"（brahmaiva），瑜伽士唤之为'解脱者'（Mukta），基督徒称之为'基督—人'（Christ-man），佛教徒称之为'佛—人'（Buddha-man），道教徒称之为"真人"（Realized-man）。用辨喜的话说，就是"他们已经越过了自然法则，超越万事，他已不再历经演化的序列，历经生死与轮回。这样的人……是已经臻抵进化的目的地的完美者，他们卷入了原生质的细胞中，即同一个链条的另一端。"这也就是《秃顶奥义书》所说的探索者："那些已全然理解吠檀多经典的准确意义的探索者，他们藉着实践弃绝之道已经洁净了其心意，这种弃绝的标志就是，所有出自于私心的任何活动皆已停止。这样的人甚至就在此生亲证了自我，当他们到了最后的死亡之时，他们就在梵里获得解脱。"斯瓦米·洛克斯瓦南达于此诠解云：

当你认识了你的自我，那就显得很清楚。你知道了你自己是自由的。有时候用这么一个词"hastamalaka"来说明，它的意思就是，当一个水果在你掌中，你就知道这个掌中的水果，你清清楚楚地看到它，很明显，你不会对这种存在产生疑惑。同样地，当你明白了生命的目的就是去认识自我，当你理解了这个就是吠檀多的精义，那时候，你就再无疑虑和迷惑。这就是说，你能够专注于"自我的亲证"，再无别的事物可以诱惑你了。

　　"完全洁净"（sannyasa）意味着什么呢？它由两个词汇组成：samyak和nyasa。"nyasa"就是指弃绝，牺牲；而"samyak"则指完全的，彻底的——即是说，全然地弃绝。"弃绝"什么呢？即我要弃绝现象世界，弃绝感官的世界。目前，这个感官的世界对于我是唯一的实在，我不知道这个世界背后的某种存在。但是，一旦我认识终极实体，认识梵，这个世界的根基，然后我才会拒绝这个世界："这个世界只是幻象，它并不是真实，真实的是梵。"当我明白了这个真理，这个实体，我就不会再被这表象所迷惑。我就能够辨别表象和实体，就能够弃下表象。这就是sannyasa瑜伽。当我很长时间践行这种弃绝，我就能够洁净心意，我就是"纯净萨埵"（suddha-sattva）。

　　"探索者"（yatayah）就是苦行者，即那些竭力去亲证自我的人。他们是洁净的（suddha-sattva），他们再无依附，已经践行弃绝很多年。"最后的死亡"（parantakale）即由para和antakale组成，"antakale"意指"死亡"，而"para"则指"最后"。就知梵者而言，这是"para-antakale"，这是"最后的死亡"。而常人死去，他的死只不过是开始，是另外一个生命、另外一次诞生的开始。但这事对于知梵者来说，却是他们"最后的死亡"，他们就成了不死（paramrtah），他们臻至完全的解脱（parimucyanti）。

"pari"意味着"全部的",或"完全的",这就是"涅槃"（nirvana）。商羯罗曾云,当一个人抵达涅槃之际,这就好像一盏灯被大风吹灭,或一只瓦罐跌成碎片,这就是全然的绝灭。这并不是说那人去了天堂,或者去了另外的世界。而是进入梵,换言之,他与梵已经合为一体,梵不是一个世界。这样的人离去之时,再无任何的脚印留在他行过之地。举例来说,鸟儿飞过天空,鱼儿游在江河,但是无人可以看到它们的脚踪和鳍印。一颗自由的灵魂亦复如此,再无痕迹留在他身后。对他而言,既没有来,也没有去。

这样的人将不再受到时空、因果等法则的束缚,这些规律束缚的只是他的身体与心意,只是他虚幻的乌帕蒂,虚幻与否是基于此人是否觉悟了宇宙真相而定,对于阿特曼而言,宇宙和人,甚至神都是虚幻,是无。从此他也就拥有了宇宙大勇,无惧无忧,辨喜在他的《智慧瑜伽》一书中,曾经提到一个故事:一位国王为一位森林圣者的智慧所着迷,于是试图将他带至王宫,但被圣者断然拒绝,经过利诱威逼无效之后,国王扬言要取走其性命,该圣者淡然而笑云:"国王,这是你这一生说过的最愚蠢的话了。你不可能杀死我。骄阳不能把我晒干,烈火无法将我焚烧,利刃亦不能将我刺死,因为我无生,无死,是永恒的无所不能、无所不在的精神。"

小我复归大我，个体理性成了宇宙理性。在奥义书中，曾将它们两者比作站在同一棵树上的两只鸟：

同一棵树上，总是歇着两只极为相似的鸟儿。两者都有着美丽的羽毛（suparna）。一只在吃着果子，另外一只却只是看着，而不食用任何东西。个体自我虽与宇宙灵魂活在同一棵树上（也就是指同一个身体），然而他却不知道自己的神圣本性。这也是人们要承受痛苦的因由。但是，一旦这人认识到自己的神圣本性，那么，这同一个个体自我就超越了他的痛苦，他就能够赏鉴自己的伟大。

那低处的鸟出于仰慕与崇拜，就慢慢地趋近高处的鸟，当两只鸟儿合为一体时，才会发现原来一只只是另外一只的影子，此时河伯也已经回归大海，正如泡沫、波涛、朝露、水泡与水并无不同，同样地，这个从阿特曼里面显现出的世界与阿特曼本身也实无差别。亦如同陶罐最终归于尘土，波涛归于水域，金饰归于金子一样，这个由自性自我里显现的世界，最终要归于自我。如果这种情况在生前发生，那么这样的人，叫作"Jivan-mukta"，生前解脱并获得不朽大自在的人。生命的根本目的即在此："我们必须成为自由，我们知道了要做的事情便是解脱。我们必须抛弃所有的奴役，所有的束缚。我们不仅必须抛弃我们在地上的束缚，抛弃在地上的每种东西和每种人的束缚，并且要抛弃所有天堂和快乐概念的束缚……在时间、空间与因果律中的所有事物都是受束缚的，而灵魂是超越一切时间，一切空间，一切因果的。凡是受到束缚的是原质，而不是灵魂。"

在印度哲学中，一旦亲证这种真实，那么此人也就摆脱了轮回之网，因为他已经回家了。正如罗摩克里希那比喻云：

当一个未曾烧制的瓦罐破了，烧制师傅仍然可以将它制成新的瓦罐。但是，一旦已烧制好的瓦罐破了，该师傅就再也无计可施了。所以，当一个人死在无明之中，他就会继续出生，但是当他经过了真正的知识之火的良好烧制之后，则死于完美之中，他不会再次出生。

辨喜的这些关于宇宙、神和人的思想在欧美传播开来之后，赢得了欧美知识界的广泛敬意与震动。1894年，他已经在纽约初创"吠檀多协会"（Vedanta Society），旨在传播非派别性的吠檀多普遍原则。1896年3月他在哈佛大学的哲学系毕业生面前做了著名的讲演"吠檀多哲学"，他给该校留下的深刻印象使得哲学系给他提供"东方哲学教席"之位。在哥伦比亚大学，同样得其席位，但他皆一一婉拒。我们在此试着从一个场面来窥其受欢迎程度。1896年4月4日，当时他在美国的一个体育馆进行讲座，从各地蜂拥而来的听众把体育馆挤满，而使得整个街面不得不变成了演讲厅。开讲是8点钟，而7点15分时，已经没有一个空位置了，连走廊上都已经布满了密集的令人窒息的人群。而这些人提前过来就是为了一聆辨喜的讲话。

但也有一些怀有不同意见的人，譬如他的一次讲演完毕，一位白发苍苍的知名哲学家对他说："你讲得非常好，先生，但是无一是新鲜的！"辨喜答道："是的，先生，与无从记忆的山脉的年龄一样，我所告诉你的真理，它也一样古老，与人类一样古老，和创世一样古老，与万能的神一样古老。"它怎么会是新鲜的呢！

按照辨喜的意思，圣者们所传播的真理必不限于一时一地的，不是新的规则，而是万古同尊的信条，其核心信息必是爱，它构成宇宙的基本法则。

辨喜深知哲学家未必真正明白真理不等于书本与话语，不是理论，而是行动与实践，没有亲自证实的真理不能算是真理。奥义书可不是在大学院校里面领悟出来的哲学。而是印度的森林圣人沉浸在万物的深处，与神圣者长年对晤的结果。这些哲学与书本是有效的，它一定程度上可以摧毁一些无明，但毕竟只是消极意义上的功能，因为无法从中建立起真正的认识，通过它们改变不了人的生命与意识状态，见不到神圣者。而所有奥义书都在强调同一个事实，即亲证。正如当年阿什塔瓦卡（Ashtavakra）在他母亲的腹中经常听到父亲Kohor在高声吟诵吠陀经文时，有一次忍不住笑道："父亲，蒙受你的恩慈，我已经学习了所有的吠陀，即使我人尚在母亲的腹中。但是我很抱歉，因为我必须告诉你，你的背诵很有问题！"这位天才的阿什塔瓦卡其实是想告诉父亲，单单书本知识是无用的，单单哲学是无用的，必须亲证与实践它，这种实践，在印度文化中，也就是瑜伽，瑜伽就是亲证神圣者的科学。通过瑜伽，可以摧毁那些我们对于宇宙、神和人的错误认知，从而揭晓其内在的真实秘密、内在的真相与内在的光。

第三章

瑜　伽

引　言

　　辨喜是人类历史上罕见的哲学家、社会活动家。他在西方文化中现身，宛如一道闪电，劈开了笼罩在欧美知识分子与民众心目中对于宗教、对于灵性知识所形成与累积的久远之蒙昧。

　　他无与伦比的滔滔雄辩与激情，他的犀利洞见，他的博学、智慧和灵性所抵达的深度，以及无穷无尽的勃勃生气都给世界留下极其深刻的印象。但是，这一切还仅仅是辨喜的表象，他出示给世界的是一种外在的形象，而真正意义上的辨喜其实是一位瑜伽士、一位托钵僧。他后来之所以在短短几年就能够于印度甚至欧美知识界造成这么大的影响，也是其长年瑜伽实践的一个成果，甚至他的所有社会活动本身也是他自己所隐秘追求的瑜伽效果。

辨喜早年在乃师罗摩克里希那那里已经接受过很好的瑜伽训练，加之后来的漫游印度全境途中，更向隐藏在印度次大陆无数的群山林莽之间的瑜伽高人和隐修士深度接触与学习。他在欧美一举成名后便迅即展开传道生涯，并很快名满天下，英气逼人，然而令人叹惋的是，不到十年就英年早逝，与其前辈天才商羯罗一样，都没有活过四十岁。他在欧美除了传播吠檀多哲学以外，瑜伽修行也是其基本传播内容。由于辨喜卓越的诠释能力，吠檀多哲学与所有的瑜伽实践一道，很快就在西方——首先是高级知识分子与社会精英的圈子，然后是普罗大众之间迅速流传开来，并备受推崇，这也可以被我们视为是近一百多年来东学西渐早期最成功的一次。印度的精神文化在今天的海外，其最庞大的传播机构就是辨喜当年在世界各国建立的罗摩克里希那修道院（Asramas）、僧院（Maths）与吠檀多中心（Center）。

辨喜对于瑜伽的贡献是把历代的瑜伽思想与瑜伽修行做了全面的整理，尤其是遵照印度宗教经典《薄伽梵歌》的瑜伽教导，将瑜伽实践分成了四个大类：行动瑜伽、虔信瑜伽、智慧瑜伽与胜王瑜伽。这种明确的分类为后来的瑜伽大师在西方传道带来了许多的便利，比如尤迦南达、斯瓦米·穆克达南达、斯瓦米·帕布帕德、室利·阿罗频多等，尤其是后者的"综合瑜伽"就直接受自于辨喜的启发。

瑜伽之起源已经邈远而不可及，在距今五千年之前的哈拉巴古城的文明遗物中就可以看到盘腿静坐的瑜伽士之冥思的雕像。在早期奥义书，甚至吠陀时代譬如《梨俱吠陀》（5.81.1）便有文献记载。在瑜伽发展史上，帕坦伽利的名字是不朽的，因其《瑜伽经》（*Yoga-Sutras*）是人类历史上第一份系统全面的瑜伽实践的文献总结。换言之，即从帕坦伽利之后，才开辟了瑜伽研习与实践并蓄的文化传统，也使得森林隐修的精神修行走到了人世间，并构成了印度六大哲学派别之一，也是其所有精神流派的共同遗产，后来随着佛教，传播到东方世界的各个地域。直到19世纪，又因着辨喜，而将瑜伽传播到了西方世界，正因此故，辨喜才如同古代的先知宣布至高真理一般地对欧美知识界说：**"我有灵性信息带给西方，正如同当年佛陀有重要信息带给东方一样。"**

"Yoga"一字从词源学上与英文的"Yoke"（轭，牛轭；纽带，联结）同源，跟两个梵文词根"Yuj samadhau"和"Yujir yoge"有关，前者意味着"心灵的完美专注"，后者意味着"合一"。所以，"瑜伽"即帮助个体灵魂（jiva）对神的专注，并最终与神合而为一。这样，瑜伽就有了两层意思：专注与合一。专注是就心灵层面而言，合一是就与整个存在界的关系而言。我们已经说过，在不二论系统里面，

"神"毋宁是一个中介,一个方便法门,因其最终的目的是为了与整体的翕合无间。而《瑜伽经》的思想基础是数论哲学,但将"神"(Ishvara)引入无神论的数论哲学里乃是瑜伽修习的需要,它是非本质的。故此,我们既可以将瑜伽理解为"与上帝结合,以及达到与上帝结合的方法";也可以将它理解为印度各个民族乃至世界各民族所摄取与运用的锻炼身心的系统方法。在《瑜伽经》的开篇就直接说,瑜伽,就是"控制心意的波动"。那么,"控制心意"并与更高的神圣者合一的精神训练其实皆可纳入瑜伽范畴来考察。

在印度教里,精神上的训练称作"Sadhanas",即指达到完美的精神训练法。印度瑜伽就是印度哲学与宗教中精神训练法的精髓与核心。辨喜的四瑜伽其实就是几千年印度瑜伽的一个阶段性总结,其分类的最初依据应该来自《薄伽梵歌》(12:6-12)。而从细处说,则四个瑜伽又各有其经典依据,如行动瑜伽,主要依据的经典是《薄伽梵歌》中克里希那的教导;虔信瑜伽则以拿拉达的《虔信经》(Bhakti-Sutras)和罗摩努阇的哲学为依据;智慧瑜伽则以商羯罗的不二论哲学为基础;至于胜王瑜伽,就直接以帕坦伽利的《瑜伽经》(Yoga-Sutras)为根本经典,依据"瑜伽八支"(Astangayoga)为骨架展开对精神与意念的修炼。

但我们需注意的是,这仅仅是大的类别。印度的精神训练与修行的方式即瑜伽分支甚多，此四类本身即容纳了诸多瑜伽，比如行动瑜伽就纳入了"克里亚瑜伽"（Kriya-yoga）和"静虑瑜伽"（Dhyana-yoga），虔信瑜伽容纳了"湿婆瑜伽"（Siva-yoga）、"曼陀罗瑜伽"（Mantra-Yoga）和"薄瓦瑜伽"（Bhavayoga），智慧瑜伽容纳了"菩提瑜伽"（Buddhi-yoga）和"摩诃瑜伽"（Maha-yoga），胜王瑜伽包含了"哈达瑜伽"（Hatha-yoga）和"昆达里尼瑜伽"（Kundalini-yoga），等等。而真正的瑜伽大师往往也是诸瑜伽兼收并蓄，无论是商羯罗，还是辨喜。像商羯罗，既是以智慧瑜伽大师而闻名于世，也是行动瑜伽和胜王瑜伽的大成就者，而且终其一生都在崇拜湿婆大神。可见诸瑜伽本身是互补而非排他的关系。按照辨喜的意见，每一种瑜伽，到了最深处都是一样抵达同一终极目的，而诸瑜伽只是不同的路径，或不同阶段的方便与呈现而已。

第一节　行动之道

一

　　辨喜关于"行动瑜伽"的系列演讲主要是在1895年12月从伦敦回到纽约之后所做，在纽约一家可以容纳150人的会所里，他很快将精力投入其讲演之中，主题是如何将"工作"

（work）作为精神训练的方法。这一系列讲演被速记员、同时也是其门徒之一的J. 古德温（J. Goodwin）记下后很快出版，并按照其意以《行动瑜伽》为名，这也是辨喜最著名的作品之一。

行动瑜伽，即Karma-yoga，又译为"羯磨瑜伽"，或"业瑜伽"，其根本教导来自《薄伽梵歌》，即里面的印度教大神克里希那于大战前夕，在俱卢之野对阿周那所做的无上教诲。

因在赫赫有名的俱卢战场，英雄阿周那面临生命中最大的困局：如果战败，那么不但会死于非命，而且一世英名将会荡然无存；如果战胜呢？那更是令他痛不欲生，因为这意味着生命中最重要的师长、朋友和亲戚将会死在自己手里，其对手正是这些亲族们。虽然是持国的儿子挑起的争端，但是敌军里面有德高望重的毗湿摩，有授业师傅德罗纳，有异父同母的勇士迦尔纳等人。正因如此，阿周那不知何去何从，他甚至不愿意求取胜利，在此危急之际，克里希那不但说服了他参战，而且教导了至高的瑜伽秘法。

《薄伽梵歌》是一部神奇的著作，它不但体大思精、教义深宏，而且是印度各大古典哲学千流竞壑之后的闳大汇聚，在里面我们几乎可以找到所有印度宗教与思想的影子，无论是正统吠陀传承的数论，还是诸瑜伽流派，甚至连非正统的大乘佛教、耆那教也能够从中找到自己的立场。故成了数千年来各家各派皆喜欢注疏与引述的经典，每一家皆能够取其所需，从自己的立场加以演绎与阐释，遂造成了后世无以计数的《薄伽梵歌》注本。它原属印度最浩大的史诗《摩诃婆罗多》第六篇"毗湿摩篇"的一部分，共18章，近700来个诗节。而因其不可穷竭的含摄力，以及所述及的宇宙法则与不执解脱的光芒，深符印度人的心性所好，因而至今还是印度人早晚课诵的经典，在他们心目中，其地位丝毫不亚于基督教的《新约》或福音书。

但瑜伽之道的强调与推崇却是贯穿《薄伽梵歌》始终的基本精神，正如罗马尼亚裔的大学者米·伊利亚德在其经典《瑜伽：不朽与解脱》中所云：

> 如果我们考虑到以下事实，即《薄伽梵歌》不仅代表印度精神的最高之巅，而且它还代表了广泛综合的努力，在这种努力之下，所有的拯救之道皆被合理化且整合进毗湿奴宗的信仰里面，那么我们就可以说，《薄伽梵歌》中克里希那对瑜伽所赋予的重要性则代表了瑜伽传统的真正胜利。

如果我们说奥义书的伟岸在于将九天之外的天堂与神灵整个儿奇迹般地移入了人的内心，使早期的印度人进入了内在朝圣的冥想之旅，那么，《薄伽梵歌》则使得安居在人心的神灵重新活跃起来、复苏其行动的力量。而这种让天堂于人间兑现的秘密就是"行动瑜伽"。

有意思的是，如今在印度人的心目中，辨喜本身就是一位行动之神，是一个让宇宙达磨重新运行起来的圣者。我们也知道，按照辨喜的初意，他是宁愿隐遁于世外过远离尘嚣的生活的。当年（1886年）他在其师罗摩克里希那的指点之下，于花园之屋初次品尝到了甚深三摩地的喜乐滋味后，就希望自己能够长久地留在这种状态之中，结果被其导师严加训斥：

你难道不觉得羞愧吗！居然会请求这种无关紧要的事情。我原是希望你将来能够长成一棵巨大的菩提树，可以为成千上万人遮荫。但是，现在你却在想寻求你个人的解脱！

罗摩克里希那在圆寂之前就这样劝导，并且预言辨喜将会是一把指向世界的瑜伽之剑。果然弟子没有辜负老师的期望，今日的瑜伽传遍世界，其发轫之初便缘于辨喜于一百多年前的努力。当这位身穿黄色僧袍的年轻托钵僧云游至西方，在人类首届世界宗教议会期间引起巨大震动，他所遵循的就是克里希那的教导：

《薄伽梵歌》所传达出来的即行动瑜伽（Karma-yoga），我们应该凭借瑜伽（专注）来工作，这种专注于行动中呈现，则再无低层次的私我（ego）容身处。当一个人凭借瑜伽来行动，那种'我在做此，我在做彼'的意识就从不会浮现。

行动必须剔除私我之念，必须排除"我"和"我的"这种我慢意识的渗透，这是《薄伽梵歌》所传达出来的瑜伽专注。那么，什么又是Karma呢？辨喜在讲演中云：

"Karma"一词来自于梵文词根Kri，即"去做"；所有的行为皆是Karma。严格意义上，它还意味着所有行为之结果；如果与玄学一联系，它有时还意味着过去生的行为所引发的种种业因……其结果即我们今日之所是。Karma这一词应在最广泛的意义上运用，即所有的涌动皆是Karma，所有的精神与肉体的涌动都是Karma，它们传递给灵魂，并塑造了灵魂，正如火焰由木片的摩擦而引出，我们的力量和知识也因之而出。故此，我们在任何时候的任何行为都是Karma：我正在对你们讲话，这是Karma；你们正在聆听，这是Karma；我们呼吸，这是Karma；我们行走，这也是Karma。任何我们所做的，无论是身体的，还是精神的，都是Karma，留在我们身

147

上的正是Karma的印迹。

很明显，这种羯磨（Karma）与佛家的理解一致，即包括了我们所有的身体、语言和意念的所有行为，起心动念、语默动常皆被含摄其中。于是，我们势必想知道，《薄伽梵歌》里所教导与推崇的"行动瑜伽"又有何殊胜之处呢？

二

任何人在此世皆无法免于行动，而每一种行动都会产生业报，故此，如何才能够在业报中解除其束缚是《薄伽梵歌》的根本要旨，在该经典的第三章描述了两类人：

一类是"控制了那些行动器官，而心中却仍然留恋感觉对象"的人，一类是"用思想控制了感知器官"，同时"凭借那些行动器官，从事行动而不执着"的人。

经文中称前者为"本质愚昧"和"伪善"，而后者乃是"精神高尚"者（《薄伽梵歌》III：6-7），这也正是《薄伽梵歌》所推崇的根本态度，不是无为，而是去行动，但不执着其结果之好坏，即：行动和不执。

所以，《薄伽梵歌》所指向的这种"行动"是刚正雄健的，是积极有为的，它与力量站在一起，与勇气站在一起，而与怯懦和软弱势如水火，更不是坐以待毙式的无所作为。

某种意义上可以说，只要行动瑜伽的精神存在，印度就不可能是厌世主义和消极主义的国度，它也是破除宿命论的有力武器。辨喜之所以要强调这种精神，与他对印度的历史与现状的理解密不可分。我们知道，印度虽是大国，却在史上多次被他国入侵甚至强占，这种历史可以追溯到波斯帝国的大流士入侵、马其顿君王亚历山大大帝的大规模东征开始，此后的突厥人、穆斯林、蒙古帝国、欧洲殖民主义者都曾以血与火蹂躏该国，辨喜所在的时代，整个国家尚是大英帝国版图的一部分。此时的印度民众极为需要的就是积极的力量，无畏的力量，而这种力量恰好呼应了《薄伽梵歌》的教导。正因如此，近代印度的各个政治与宗教派别的改革家与领袖皆要从《薄伽梵歌》中汲取力量，并且注释它。如提拉克、甘地、室利·阿罗频多、尤迦南达等皆是如此。印度学者恰托巴底亚耶说："那时候一个爱国者只要手持一册《薄伽梵歌》，就能步伐坚定地走上绞刑架。"所以，辨喜知道此书对于近代印度全面自强与复兴意义甚大，他藉《薄伽梵歌》的精神来激励民志民心，他这样说过："一个国家，只要其拥有十多颗'狮子般的灵魂'，这些'狮子'就能打碎他们身上的枷锁，触摸到无限，他们的整个灵魂会趋向于梵，他们无视于财富、权力和盛名，而这，就足以撼动整个世界。"辨喜认为真理的占有者首先必须有充盈和无畏的勇气与力量：

　　当人们在进行身体、精神和灵性的锻炼时，我所要追问每一位男人、女人和小孩的是："你是否强壮？你是否感觉到了力量？"因为我知道只有真理才会给人以力量感。只有真理才会给人以生命，除了趋向真理，没有什么事情能够让我们强壮，也只有强者才会到达真理。因此，任何一个思想体系都是因为弱化人的心灵才导致了迷信、萎靡不振，才使得人们欲求种种不可能的事情……故此，我们急需的是力量。力量和勇气是治愈这个世界病症的良药，是治愈穷人被富人欺压的良药，是治愈无知者被知识者压迫的良药，也是治愈一批罪人被另外一批罪人统治的良药。

　　而这种力量不能来自外界，它必须从每个人自己内心生发出来，而每一个人内心的无私与不执就是力量生发的土壤。任何私心的存有只会导致软弱，任何对结果的追求只会产生罪恶与恐惧。因为业报规律无处不在、如影随形，我们常常以为行为已经结束，事情已经过去，其实不然，没有什么事情会真正过去，只是那些行为与结果现在以更为精微的形式存在于我们的身上，一旦发生或者触发某种机缘，那些似乎已经消失的羯磨会重新在记忆里出现，甚至不被我们所记忆时，它们也会更隐秘更深沉地潜存于我们的内心，并且不断地发生作用，一定程度我们就是由这些业所塑造起来的。

所以，在印度文化中，任何带业的行为都构成灵性的障碍，都是苦。不但负面的、消极的、痛苦的事是苦，而且正面的、快乐的事也是苦。辨喜在注释帕坦伽利的《瑜伽经》（2：12）时就说道：

苦乐两种思想都是"载苦之障"（Pain-bearing obstruction），因为根据瑜伽士说法，就长远来看他们都导致痛苦。所有自感官而来的快乐最终都将带来痛苦。因任何欢愉只会令我们更加饥渴，苦痛是必然的结果。……所以，瑜伽士将生命中所有的印迹，无论善恶好坏，皆视为"载苦之障"，因它们乃灵魂趋向自由之途的障碍。

所以，辨喜根据《薄伽梵歌》的教导，推崇一种"无动机的行动"，即行为要超越善恶好坏的世间伦理范畴，而追求行动的纯粹性和无我性。只有纯然的"无我"才能真正摆脱业根的累积，甚至还可以有奇异的消业之效。这样就使得行动者在任何时候都能够处于安稳平静之境，这就宛如水中的莲花："行动瑜伽告诉我们，首先要根除人们投射自私触须的习惯，当你有自省的能力，必须操控好自己的意念，务使远离私心。然后，你就可以进入世界，尽你之可能去行动。无论何地，你都可以去，因为再也没有罪恶可以沾惹你身。如同长于水中的莲花，水却无法沾湿它，你在世上，亦复如此。"

而与此同时，不执之心也必须齐头并进，如果迷恋行动的结果，再强大的勇气也会消失遁走，因执着之心总是与"我"和"我的"等利己之心（ego）相联。克里希那对阿周那的教育是：

因此，您不能有任何迷恋，经常从事应当从事的事业，从事其业而无迷恋的人，方能达到至高无上的境界。（《薄伽梵歌》3：19）

而这样的瑜伽士，他的平稳使得喧嚣的世界再也无法侵入他的内心。《薄伽梵歌》的教导是"处忧患不为忧患所惊，居安乐不为安乐所动，抛却情欲、畏惧和嗔怒，此人才称为智慧坚定之圣。"用辨喜的话说，这样的人已深谙行动瑜伽的奥秘：

理想的人是这样的，他既能在伟大的宁静与独处中，发现强有力的行动；也能够在强烈的行动之中，找到沙漠般的寂静与孤独，他已经获得自制的秘密，已经操控好自己的内心。他穿越交通繁忙的现代大城的街道，而其心灵的平静如同隐居于洞穴，没有什么尘嚣可以触及那儿，而与此同时，他在任何时候都是强烈地卷入行动。这就是行动瑜伽的极境，假如你已经抵达此境，那么你已经掌握了在这个世上如何行动的真正奥秘。

三

行动专注而强烈，内心无执而安稳，并且是"无动机的行动"，这样看似矛盾的行动瑜伽很容易给人造成一些误解，以为其心肠铁硬无情。辨喜说："保持不执之心，让事情发生，让大脑围绕着行动，不断地行动，但不要在你心中激起一丝波纹。工作着，就好像你是此世的生人，一位寄居者。让工作永不停息，只是不要束缚了你自己。束缚是可怕的，这个世界不是我们的家园，而只是我们必须穿越的许多阶段中的一个。记住数论哲学的伟大教诲：整个世界的存在是为了灵魂，而不是灵魂为了世界而存在。世界的存在原因就是为了教育灵魂的觉醒。"

那么，这种"不执"与野兽食子的不动心、强盗杀人时的自制力和不为感情所动究竟有何区别呢？为此，他还必须深入澄清"无我"的内在意蕴，首先他认为，没有动机的强烈行动恰恰能够收获最大的效果，这一点人们往往很难理解，他说：

> 但是，当一个人工作的专注程度使其失去了对他自己的意识时，其工作质量却最佳，这一点几乎每一个人在生活中都会有所体验……如果一个画家，当失去对他本人的意识而完全沉浸在他的绘画当中，他将由此而产出杰作；一位优秀的厨师总是以其全部的精神专注于手上的食品，然后在那段时间失去对其他事物的觉知。

他认为只有这样的工作态度才能发现宇宙的秘密，比如达·芬奇创作蒙娜丽莎，牛顿发现万有引力定律，等等，皆得之于这种"无动机的强烈行动"，而且只有这样的行动才能深入万物背后的法则，甚至他说，没有任何知识是从外面而来的，灵感与启示皆来自于内，都是里面本有的，万有引力定律先于牛顿存在，只是牛顿藉着行动瑜伽"揭开"（unveil）和"发现"（discover）了它，而所有秘密都藏在灵魂里面，它是无限知识的矿藏，没有专注与强烈的行动是无力打开的。即便如此，这些人也只能是胜任于一种工作，而且是歪打正着，不知其内在的堂奥，但在《薄伽梵歌》里却要告诉我们，所有的工作都应以同样的方式来做，这样的工作只会给世界带来益处，任何邪恶都不会渗入：

我们藉着蜡烛看《薄伽梵歌》时，无数的昆虫却被烧死。可见，邪恶总是伴随着工作而来。只有那些没有任何低层次的私我意识的人才不会受邪恶影响，他们的工作才嘉惠于世界。行动而没有动机，工作而不执着，将会带来至福与解脱，这就是主克里希那在《薄伽梵歌》里所教给我们的行动瑜伽之秘密。

而在《薄伽梵歌》中，克里希那的不执之教已经明明白白："**你的职责就是行动，永远不必考虑结果；不要为结果而行动，也不固执地不行动。摒弃执着，阿周那啊！对于成败，一视同仁，你立足瑜伽，行动吧！瑜伽就是一视同仁。**"（《薄伽梵歌》2：47-48）

在克里希那看来，不执是最好的入世法则，它能让你像水鸟一样地灵动，像荷叶一样地遇水不湿。这种不执的艺术不仅仅是印度哲学的精髓，也是人类文明在精神高度方面的一致结论，深契前圣时贤诸教诲的核心原则。不执，放下自己的身份，对宇宙充满信心，把自己全然交出，《薄伽梵歌》的精神是，你要把行动的结果献给克里希那；用《圣经》的话讲，你要把担子交给耶稣基督；如佛陀所说的话，即"不住于相"，因"凡所有相，皆是虚妄"；也要像库比特所云，我们要学会没有身份地生活、做事。

庄子也曾在《山木》中提及一个"虚舟行世，恶声不随"的寓言；耶稣也说，要像一个过客，把世界当作一座桥，走过去，不要在上面搭建自我的家园（《多马福音》第42条）；印度圣人罗摩克里希那还曾说过一个重要的比喻，其大意是说：**人在世上行过应该如一艘海船越过大洋，安全，沉稳。船在水中，但是水不能入船，否则船会倾覆。而人的生命也一样，你可以进入这个世界，但不可让世界进入你。如果把空空的心填满，那就危险了。**

保证行于大水之中的船不致倾覆，则此船必须是空心的；同样，人行于世上必须无我才是安全的。但要做到"无我"谈何容易，我们内心的错误认同不断地在发生，低层次的小我（Ego）无时无刻不在起着作用，所以，必须藉着内心的洁净来贯彻行动瑜伽的精神，而洁净内心又依赖于瑜伽本身。这里必须带着强烈的觉知来行动，以达磨正法为行事的标准来服务他人。换言之，通过服务他人来洁净内心，使私欲逐渐祛除，关于这个问题，辨喜曾答门徒云：

当我们将自己的身体献给他人、服务于他人之时，我们就会忘记一己之私——正是因了这个身体，才使得我们经常将‘私我’认同为‘自我’。如果长期以此行动，则身体—意识逐渐会泯灭，因愈强烈地考虑他人的利益，则你也将愈忘我。就以此方式，藉着行动而逐渐洁净内心。

越是把自己放下，越忘我，就越回归中心，越回归真我（Self），这就是"瑜伽"的联结本义，《薄伽梵歌》把这个唤作"行动中的智慧"（Yogah karmasu kausalam），圣者婆悉湿陀对王子罗摩说：**"哦，罗怙的后裔啊，你在世上应如是行：行动于外，而无为于内；表面是做者，而内里是非做者。哦，罗怙的后裔啊，你在世上应如是行：弃下内在的所有欲想，不被执着和潜藏的印象所束缚，然后在世上可行诸事。"**这也就是《伊萨奥义书》对人们入世的告诫："人呐，如果你以这种方式践履你之职责，则你所行的业报都不会尾随于你。别无他途。"

所以，行动瑜伽的"无动机"和"不执"的精神，绝非等同于常人所谓的"无情"。而是特指在世事的顺逆否泰之中皆立稳心根，无滞于外，他内在的平静已经构成了其生命的基本品质，外界的喧嚣与风浪干扰不到那里。

此处还可以与中国先秦的庄子在《德充符》中所言相参。

惠子谓庄子曰："人故无情乎？"庄子曰："然。"惠子曰："人而无情，何以谓之人？"庄子曰："道与之貌，天与之形，恶得不谓之人？"惠子曰："既谓之人，恶得无情？"庄子曰："是非吾所谓情也。吾所谓无情者，言人之不以好恶内伤其身，常因自然而不益生也。"惠子曰："不益生，何以有其身？"庄子曰："道与之貌，天与之形，无以好恶内伤其身。今子外乎子之神，劳乎子之精，倚树而吟，据槁梧而瞑，天选子之形，子以坚白鸣！"

这类不带功利色彩的行动精神与西方文化相差甚大，譬如夏威夷大学的著名学者穆尔教授（Charles Moore）曾一针见血地云："西方缺乏瑜伽（抑制）精神，对于活动本身也没有超脱的态度或心境。在西方人看来，人的活动首先是因为活动能带来直接的结果，或是因为喜欢活动而进行活动，这不仅与'业'和'瑜伽'的思想完全不同，恐怕也是西方人被世俗社会及其世俗价值所束缚的一个深刻原因。"（中村元：《比较思想论》）

四

我们已经提到，行动瑜伽是极为困难的，没有强大的意志力，没有闳深的精神境界，没有深厚的静虑瑜伽（Dhyana-yoga）作为内心的基础，几乎是不可能做到的，一时的心念可以，而终其一生以"无我"贯彻始终，单纯以完美的行动瑜伽者入世本身在印度就极为罕见。罗摩克里希那的灵性伴侣，也是其第一个伟大的门徒室利·莎拉兑·黛维（Sri Sarada Devi）曾云："你应该无所疑虑地做工，是工作将心意从迷途中援救。但是届时，祷告和静心也是必须的。至少，你须得在清晨和晚间各打坐静心一次，这犹如船舵之于航行。当一个人在晚上打坐时，就应大大省思日间所做工作的诸多方面。"

传说中的圣王遮那迦是古典行动瑜伽的完美典范，阿周那和罗摩也应是行动瑜伽的杰出代表，而近现代则以推崇"非暴力"（Ahimsa）运动的甘地最为著名，辨喜本人也是伟大的行动瑜伽士，他的行动与弃绝的完美结合正是服从克里希那教诲的结果，也是其伟大事功得以成就的精神保障。他甚至还说过：

一个行动瑜伽士不必去信仰任何的教条，他甚至可以不需要信仰神，不需要去追寻他的灵魂的身份，不需要去思考一切的形而上学的问题，他已得其亲证"无我"的纯粹目标。他必须无私欲而动，他必须亲证生命中的每一瞬间，因为他不得不通过工作来解决，不依赖于任何的教条和理论。

但是，正如上面提到的每一位圣者本身都是兼通（或者说借助）多种瑜伽而臻达完美之境的人，辨喜也不例外。他在赞美人类的精神导师克里希那时就说，克里希那"是我所知的最圆满的人，极其殊胜而全面平衡地发展了其大脑、心灵和手臂。在他生命的每一瞬间都布满富有生气的行动，无论是作为君子、战士、首席大臣，还是其他身份，皆是如此。……这种全方位和精彩的行动所兼有的大脑与心灵等特点，在《薄伽梵歌》以及其他经典中随处可见，在过去的五千年，他影响了成千上万人，不管你意识到与否，这人在整个世界范围已经造成了巨大的影响。我认为他具备了完美的神圣品质。"

克里希那的完美平衡体现在：大脑、心灵和手臂。"大脑"通向智慧，"心灵"通向爱，而"手臂"通向力量，这是三种不同的精神道路，也就是三种瑜伽。辨喜的一生正是对它们的最好诠释。而根据诸圣人的教导，辅助行动瑜伽的最好方式是发展虔信的精神。我们讲到以"服务他人"作为行动瑜伽洁净内心并趋向完美的途径，但是"服务"的难处在于"爱的强度"是否足够支付。如果没有神圣的信仰来支配着行动者，其无力感与疲惫感将无法遏制。所以，有神的信仰几乎是一切行动者的力量之源，也是最佳的祛除自私和洁净内心的路径。在《罗摩克里希那奥义书》中曾记载了一位年轻人来拜访罗摩克里希那，这位年轻人雄心勃勃，而且心怀大愿，准备献身对民众与社会的服务，圣人劝告说：

> 你的决定令人极为赞赏，从事社会的服务甚好。但是，首先要崇拜神，冥想神，从而洁净你的心灵，然后再投身于它。如果你专念于神，则必得力量之源；如果你虔敬地向神祈祷，你必得行善的能力。

罗摩克里希那将这比为"外科手术前的洗手"，使行动成为"无菌手术"。否则，很容易导致个人与我慢心的膨胀，因每一种行动皆可能带来不同性质的业报，虑及自我的私欲愈多，尤其是因成功而来的种种名气和利益，安定之心愈会在无警惕中失去。而对神的专念与祈祷却可保无虞，成功的秘诀也恰恰在此——**"在我们所做的每一件的细小之事中，同时发生的对神的思念正如凉荫处，皆能协助我们静定而安然。这就是服务社会者的精义：工作，同时在心中不断地思念神。"**神作为行动者的精神司南和北极星，使得他在精神的乱世中安立如砥。而服务他人的世俗行为也由此获得了神圣的意味。换言之，他人成了一扇门，每一件小事也成为一扇门，因为它们皆能够成为洁净我们内心的机会，都能够援助我们更进一步地靠近神、靠近天堂。这样，我们在尘世间所行的任何一件事实际上都已成了献给神的祭品，这也是吠陀文献中对羯磨（Karma）的最初定义。在《薄伽梵歌》中再次得以强调：

> 要知道行动源自梵，而梵产生于不灭，因此，梵遍及一切，永远存在祭祀中……同样，有些人用财物祭供，用苦行祭供，用瑜伽祭供，一些誓言严酷的苦行者，用自己的学问知识祭供……将一切行动献给梵，摒弃执着，从事行动，他不受任何罪恶污染，犹如莲叶不沾水。

无论做何事，不论是吃、献祭、舍弃，还是苦行，所有一切都是视作对神的祭献，这样，凡所做的皆为内心与灵魂的洁净之道（atmasuddhaye），获得了与神的结合，也就是瑜伽（Yoga）。故此，辨喜才说，**这个世界正如健身房，我们所做的每一件世事都可以令我们的精神更为强健，我们也须感激那些受我们帮助的人，因是他们给了我们靠近神、服务神和给神献祭的特权，甚至应以他们为神本身，因为居于凡尘之间的神，即是人类的灵魂，通过帮助了他们，也就是对神的最好崇拜：**

> 你爱你的同胞吗？你还要往何处寻找神——这所有的穷人、不幸的人，羸弱不堪的人，难道不就是神吗？为什么不

首先崇拜他们？为什么在恒河的岸边还在掘地为井？

于是，服务他人与服务神合为了一体，行动瑜伽成了承载光照的一种精神姿势，成了将世俗的肉躯朝永恒和无限尽情张望的精神性行为，构成了通往天堂的一扇世俗窗口，或者说道路。这也暗合了杰出的基督徒圣保罗在《罗马书》第8章中的宣称："我们晓得万事都互相效力，叫爱神的人得益处。"（《新约·罗马书》8：28）

在《薄伽梵歌》中，克里希那也是这样治愈和驱散了英雄阿周那的迷惑，他说："行动吧！瑜伽就是一视同仁……你永远无所执着，做应该做的事吧！……像遮那迦等人那样，通过行动，获得成功，即使着眼维持世界，你也应该从事行动。" 而且克里希那作为大神毗湿奴（Vishnu）的化身，他还说："在三界之中，阿周那啊！没有我必须做的事，也没有我应得而未得，但我仍然从事行动……如果我停止行动，整个世界就会倾覆，我成了混乱制造者，毁掉了这些众生。"如果没有神圣者的支撑，天地之间连一瞬都不能维持，宇宙的创造、维持与毁灭都与神秘的行动息息相关，瑜伽是行动的奥秘，是能量得以佳妙运用而没有丝毫浪费的真正法门，而我们就是俱卢战场的主人，因为俱卢战场就是我们每一个人的内心。

但说到底，行动瑜伽毕竟不是宗教，它并不是以任何一套特定的教义和信仰为基础，而是纯粹的伦理系统，在这套系统里，神的出现是一种善巧与方便，是为了内心的洁净。辨喜云："因此，行动瑜伽是一套伦理体系……试图藉着无私，藉着行善而获得解脱；……同样的难题，智慧瑜伽士运用推理与灵感，而虔信瑜伽士则以爱来解决。"

而作为最高伦理法则的行动瑜伽，其根本要旨不会让不同的教义发生冲突，甚至也使得不愿意接受特定宗教信仰的人，获得了宗教所追求的终极自由之境，这一点正如辨喜所云："**不管你是基督徒、犹太教徒，还是异教徒，都没有关系。问题的关键在于，你是否'无私'。**"这才是本质所在！

第二节　虔信之道

一

不管人们是否意识到，虔信瑜伽实乃一切宗教的灵魂，是人神关系的根本表达，宗教所散发出来的所有诗性的光辉与洋溢的激情皆缘此而生。其中以一神教传统尤为鲜明，虔信瑜伽的基本精神与基督教有深度的相契。故此，辨喜在欧美传道之初，就与斯特底先生（Sturdy）开始了对圣人纳兰达的《虔信经》的翻译，与此同时，他还多次论及基督教内部的一部类似的虔信经典《模仿基督》（*The Imitation of Christ*），并引导印度教的信徒去阅读与研究。而一旦机会成熟，便全面展开对"虔信瑜伽"的系列讲演。

他在不同时间和不同场合都曾涉及了虔信（Bhakti）的主题，但最著名的，也是最集中的主要有三次，分别以"虔信瑜伽"（Bhakti Yoga）、"至高的虔信"（Para-Bhakti）和"论虔信瑜伽"（Addresses on Bhakti Yoga）为名。最初一次是在1896年的2月，于纽约的麦迪逊广场花园（Madison Square Garden）一间可容纳1500人的讲演大厅展开，获得极大的成功。当时的威尔寇克斯女士（Ella Wheeler Wilcox）与她的丈夫因出于好奇而第一次迈入讲演厅，她后来回忆起当时的情境：

在我们抵达前，讲演已经进行十分钟了。我们感觉自己被提升到了一种极为纯粹、极为有力、极为美妙的境地，我们着魔一般坐在那里，几乎是屏息着聆听，直至最后讲演的结束……"我不是来让你们接受新的信仰"他说，"我要你们保持原来的信仰，我要让循理会信徒（methodist）成为更好的循理会信徒，长老会教友（presbyterian）成为更好的长老会教友，唯一神教派教徒（unitarian）成为更好的唯一神教派教徒。我要教会你活出真理，要启示你内在灵魂之光。"
他把信息带给人们，给事功者以力量，给妇女们以思想，给
艺术家以灵感，渗透在妻子与母亲、丈夫与父亲心中的是更
全面更神圣的对于义务的理解。

圣人罗摩克里希那曾劝告人们，在这卡利年代（kali-
yuga）最好同时也是最轻省的解脱之道，就是信守与实践虔
信瑜伽。因为工作与知识之路所要求的全然弃绝与不执精神
需要极强的意志力和天秉，而奉爱之路则不然，它首先不但
合乎人的天性，而且其层递性也构成了通往最终解脱的很好
阶梯。奉爱与虔信乃人之本性，人们对祖先、对英雄、对整
个宇宙的造物主的崇拜更是扎根于人性的内部，只是看其是
否到了那个时候。譬如《罗摩克里希那奥义书》曾说过，即
便沉于水中一千年的燧石，火焰也仍然隐藏在其内部，只要
合适的机会令其发生撞击，火花就会从中溅出，而人对神的
爱亦如火焰藏之于石、果实藏之于花，实乃天性。而适当的
运用这种天性便可以让人逐渐地步入灵性的辉煌之境，这也
就是虔信瑜伽的依据。

"虔信瑜伽"（Bhakti Yoga），也有译为"巴克蒂瑜
伽"或"信瑜伽"的，其根本主旨在于"通过奉爱与虔信而
得以与神合一"。

在印度传统中，它起源极早，如《黎俱吠陀》（*Rig veda* I.156：2，3；Ⅷ.98：11；Ⅵ.47：17；X.82：3）中就有对神名的称颂、赞美和情爱，以及神对信徒的寻找等诗节，显示了远古文献中对巴克蒂精神的描述；而在奥义书中，论及此精神的地方也不少，如《卡塔奥义书》（2：20-23）和《白净识者奥义书》（6：18-23）等，尤其是后者，直接运用"Bhakti"一词，并且清晰地表达了这种"自我皈依"与"自我臣服"（Self-surrender）状态。像辨喜在《虔信瑜伽》的开篇就引用《白净识者奥义书》第6章的这一节——"渴望解脱的我，向这位凭着自己的智慧发光的神寻求庇护，他将知识之光转向了阿特曼（Atman）"，说道：

虔信瑜伽是一种真正的、诚挚的对神的寻找，一种自始至终沉浸于爱里边的寻找。在某个疯狂的对神之爱的极致，会将我们带入永恒的自由。纳兰达在他的《虔信经》中云："Bhakti，即对神的强烈之爱"，还说"当一个人拥有Bhakti精神时，他兼爱万有，却无所憎恨，他获得了永久的满足。""这种爱无法化约为尘世的好处"，因为只要尚有一丝的世俗之欲，这种爱就不会到来。

辨喜尤为喜爱虔信之王帕罗拉达（Prahlada）对"Bhakti"

的宣称：

> 无知者对短暂的感官对象的热爱，我也正以此爱来虔信神，愿此爱永不离开我的内心，因我无时无刻不在冥想着你。

在印度历史上，圣人纳兰达悟道之后，便走遍大地传播这个爱的福音，除他而外，罗摩努阇的哲学，米拉（Mira）和卡比尔（Kabir）甚至泰戈尔（RabindranathTagore）的诗歌，锡克教圣人那纳克（Nanak）的称颂皆为"Bhakti"精神的体现。至于与"毗湿奴崇拜"（及其化身"克里希那"崇拜）和"湿婆崇拜"（及其化身林伽崇拜），"女神崇拜"等相关的经典如《薄伽梵歌》《薄伽瓦谭》《女神之歌》和《罗摩克里希那福音书》等所涉及的虔信精神与虔信仪式更是琳琅满目，构成了印度文化中的复杂而全面的人神关系。

二

帕坦伽利的《瑜伽经》虽是胜王瑜伽的经典，但其中也多处涉及对神的崇拜之意义，如前面几章就云："通过对自在天（即神Ishwara）的虔信也可以达到专注，自在天是一种特殊的存在，不受无明及其产物的污染，也不受业力、潜在业力和行为结果的影响，在自在天那里，知识是无限的；而对其他人来说，知识只是胚芽。自在天是最早的导师的导师，因为他不受时间的限制。……精进（Niyamas）是纯净、满足、苦行和敬神。"（《瑜伽经》1：23-26；2：30）而在《薄伽梵歌》第7章中则专门提及四种虔信者：

> 受苦者和求知者，求财者和智慧者，这四种善人崇拜我，婆罗多族的雄牛啊!

这四种虔信者皆是崇拜克里希那的人，但是根据其行为的层次，罗摩努阇在注释这一节诗歌时做了如下区分：

第一类"受苦者"（arta）是指，在其生活中失去地位和财富，故希望重获这一切的人；第二类"求财者"（artarthi），即指那些欲求其尚未到手的财富的人；此两类区别不大，因为他们都在寻求世间的财物。第三类所谓的"求知者"（jijnasu），则是指那些希望认识（在纯净状态下的）自我作为实体之真正不同于原质（Prakrti）的本质，他之所以被称为"一个寻求知识的人"，是因为唯有知识才是自我的真正本质；第四类"智慧者"（jnani），即指那些已经了解自我对喜乐的寻找之本质，正如臣民寻找其国王，这也是前面的诗节所云"这是我的较低原质，我还有一种更高的原质"（7：5），故绝不会停止其对那原质的寻找，他要找到主人，他认为，只有神才是需要达成的最高目标……

一个人对神的了解和认识程度，完全与他对神的虔信程度成正比。而人们崇拜神，也就与其自身的生命境界密切相关，我们需要注意的是，罗摩克里希那和辨喜师徒对任何一种崇拜方式都不予以谴责，因为他们认为在虔信的途中，随着强度的增加，其辨别真实与虚幻的能力也随之提升，故此，罗摩克里希那认为虔信之作用如同建筑所用的脚手架：

> 在建造一座大楼之前，工人们首先需要支起一座脚手架。他们立在上面，而后搭建房子。当这个工程完毕，这个脚手架也就无用而撤去。同样地，对于智慧成熟者，庙宇和圣池不是很必要，而对于那些尚无法将散乱的心意专注的人，他们就极其需要借助这些庙宇来崇拜、水池来洁净。

辨喜对虔信瑜伽的赞美之情亦极为强烈，他不认为这仅仅是工具，甚至认为这就是目的本身，虔信瑜伽比行动瑜伽、胜王瑜伽要优秀的地方不但是最容易最轻省地臻达神圣者居所的道路，而且也是其抵达之后的果实、抵达的目的，

是结果、方法和目标的统一体。其智慧与喜乐同时增长，而
且存在的真实性也越发高涨：

我们所有的爱皆开始于对自身的爱，人们宣称小小的自
我之爱为自私，乃是不公平的，然而最后，随着光芒的逐日
高涨则会抵达一种境界，那时，小我与无限就会融为一体。
人类自身原本即爱的光芒所呈现出来的变形，最终，他会认
识到激动人心的真理之美妙：爱、爱者和被爱者乃是一。

正如一个了解过冰糖滋味的人不会对尘土有食欲，一位
睡过国王卧榻的人，再不会留恋茅屋的地板一样，低层次的
快乐在高层次的快乐面前会自然逃遁消逝，所以，一旦品尝
过神的迷狂，肉身的愉悦就不再具有魅力。正因虔信存在的
层次性及其内在的合理性，故他们都不会反对那些被欧洲传
道士们所认为的"偶像崇拜"。

其实，就偶像崇拜而言，早在奥义书时代，很多圣者们
就态度鲜明地加以挞伐，他们认为，真正的瑜伽士应该从自
己里面而不是外在的偶像中寻找神，那种寻找只能意味着对
冥想的无知。故他们遵循这种教育，勤于修行森林中的苦行
与冥想，坚信"至尊者不会存在于任何可见的事物中，他们
也不可能以其肉眼而察觉到它"。

但是，后来的印度宗教的发展却大大地不同于这种重苦行、重冥想的传统，反而是极为推崇圣像崇拜，尤其是在中世纪的毗湿奴教派的虔信运动之兴起，罗摩努阇就是推动这一崇拜方式的重要人物。在辨喜的一生中，也常常被人责问之，其传记中曾记有以下故事：

有一次，他来到一身居要位的朋友家中。此人深谙印度的古典智慧传统，所以，他根本就不相信那些流行的圣像崇拜——即不相信神会居住在那些木片、铁块、黏土和石头里面。当他提出这种质疑的时候，时间正在夜晚，他自己的影子就在烛光中摇曳。辨喜为了说服他，于是就对他的一个仆人说："这个影子不是你的主人，请你吐唾沫于它，好吗？"那仆人大为惊骇，张口结舌着说"啊……啊……但它是我主人的影子啊！我怎么敢？"辨喜转身对那个主人说道："这就是答案！"

宗教性本身是可以在一个人内心成长起来的，人在宗教里面，所获得改变的其实就是人与神的这种不断密契与深入的关系。所以辨喜从不谴责那些低层次的仪式与偶像崇拜，正是为了保护并养育这种与神的亲密关系。他说：

为了抵达深度的认识，起初所借助的象征和仪式对于人们是必要的。故此，在印度我们是这么说的："生于教堂固然甚好，而死于教堂则实为可悲。"因一株小小的树苗必须藉着篱笆的保护才能成长。然一旦它成长为一棵大树，这篱笆就成了障碍。所以，没有必要去批评和谴责那些古老的形式，我们勿忘在宗教里必然存在着的成长现象。

类似意思在其著作中甚多，另外的许多印度大师也持宽容态度，如甘地、阿罗频多等，而辨喜的同门斯瓦米·婆罗门南达（Swami Brahmananda）也曾云："**一个人从他所在的位置开始精神之旅，这非常重要。如果让一个普通人冥想自己与梵合一，他不会明白。他既不能抓住其中的真理，也无法遵从这样的教导……然而，如果让这个人向神献花，烧香，以及进行其他附属的崇拜仪式，他的心会逐渐专注于神。**"

而只要成长的存在，也意味着终有一日，即虔信者到了最后的瑜伽阶段，与神将会完全合成一体，这时，他不需要再到庙宇或教堂才能够看到神，他知道自己无处不可以看到神，他会发现神不但存在于教堂里面，也存在于教堂外面，不但发现神在圣人的神圣性那里，也发现他在罪人的邪恶性那里。这也解决了行动瑜伽最难解决的"绝对的弃绝"而至于"不抗恶"的问题。

　　有一个故事也许可以形象说明之：有一个瑜伽信徒的故事，他坐在恒河岸边沉思时，看到一只蝎子掉入水中。他用手把它舀起来，却被咬了一口。蝎子又掉入河中。那瑜伽士又把它救起来，再度被咬。这样的过程又重复了两次，这时一个旁观者问那瑜伽信徒说："为什么你一直救那只蝎子，而它的报恩只是咬你？"瑜伽信徒回答说："蝎子的本性就是要咬。瑜伽信徒的本性是，他们要尽其所能来帮助其他的生物。"

　　在辨喜看来，没有恶人，只有人们对同一种能量的错误运用，正如同一种火，既可以煮熟食物，也可以烧死婴孩，火本身没错，错的是对火的运用。

　　人们一旦亲证到神在他内心的光辉里居住着，这至伟至纯的爱的光辉就自有永久地发光。此时，难道还需要他去证明神的存在吗？一切圣者，无论是吠陀时代的圣人，还是如罗摩克里希那等近代圣徒，无不是如此地加以亲证，因神居住在一切与万有里面。

　　曾有一人问罗摩克里希那："这个圣像（Idol）不过是黏土，我们如何可以将它视为神？"他答道："如果神是有能力的，是无所不在的，万物都在神那里，为何独独在这里缺席呢？为何你要将它唤作黏土、石头和铜板呢？为何不能看作是神本身的形象？这块黏土是神，这块石头是神，这铜板也是神，没有什么不是神。甚至连这一滴水也是至高能量的形式……如果我们一遍念着'哈瑞'之名，一遍数着念珠，则每一颗念珠都是神。"

正如《伊萨奥义书》的开篇所云：**"在这无常之世，一切都处于变化之中。但是，万物皆被神所充满。"**只是显现与未显现、人格与非人格的区别而已。

但常人对于未显现出来的事物自然难以去把握，故只能到人间的师父、世间的寺庙与教堂那里去寻找神的踪迹。的确，从原则上讲，我们如果饥渴了，是可以凭藉着自己的双手来挖井找水，但是如果有现成的水井，我们就可以更直接地止住我们的饥渴。庙宇，圣典，偶像，圣器，仪式，等等都起着这样的作用，成为神的一个出口。辨喜还曾以奶牛产奶为喻，他说，如果你想取奶，理论上我们可以从奶牛肚子的任何一个部位进入而获得牛奶，但是最佳的方式自然是从奶牛的乳房中取出。无疑，这也与《薄伽梵歌》中的教导是一致的：

有些人崇拜不灭、不显、无所不在、不可言明、不可思议、不变、不动和永恒；他们控制所有感官，平等看待一切，爱护一切众生利益，也到达我这里。只是思想执着不显现，他们也就更艰难，因为不显现的目标，肉身之人不易达到。

并且结合瑜伽的秘义说道：

把一切行动献给我，以我为至高目的，专心致志修习瑜伽，沉思我，崇拜我。这些人的思想进入我，普利塔之子啊！我很快就把他们救出生死轮回之海。

三

辨喜在《论虔信瑜伽》中根据圣人罗摩努阇的思想，认为实践强烈的人神之间的虔信关系，需要培养几种重要的德性：

1. **智慧（Viveka）**。如同对食物的辨别之智，我们的身体与心灵皆由食物构成，故需要知道食物的性质（Jati）、从谁的手中得来（Ashraya）和盛器的洁净度（Nimitta）等。因为只有清洁的食物才能带来清洁的内心，而清洁的内心才会常常记挂着神的名字。这种辨别之智要渗透到生活的一切层面。

2. **无欲（Vimoka）**。虔信者需要解除所有的欲望，除了爱神。这个世界与所有事物的存在正是为了我们进入更高的层次，它们不是目的地，而是途径，是令我们趋入完美之地的中介，否则，便成了罪恶的渊薮。

3. **持念（Abhyasa）**。无论什么时候，心中要常常记念神，而不要被身体与头脑的快乐占据了，心意朝向神要如同不断的流水，让所看所听、所说所念皆是神，而不能代之以愚蠢的事物。辨喜特别推荐以音乐持念神的特殊效用，他说："神曾对伟大的虔信者纳兰达云：'我既不在天上，也不在瑜伽士的心中，但是，只要哪儿响起了我的虔信者的颂歌，我就出现在哪儿。'"

4. 行善（Kriya）。对神的记念从来不会出现在利己主义者的心中。我们越服务于他者，我们的内心越洁净。根据经典规定，家居者有五种需做的善行：第一，研习经典；第二，崇拜神、天使和圣人等；第三，履行对祖先的义务；第四，履行对他人的义务；第五，履行对动物的义务。他强烈地谴责了动物是为了人类而存在的荒唐信条，认为这是出自魔鬼的福音，而绝非出乎神。他在很多场合提到这种人类中心主义的无知。

5. 纯洁（Kalyana）。它由几个品质组成，即真实（Satya），正直（Arjava），同情（Daya），非暴力（Ahimsa，身、语、意三者皆非暴力），施舍（Dana）。

6. 喜悦（Anavasada）。愉悦和欢笑可以令我们更加靠近神，它们甚至比祈祷还更与神贴近，忧郁的心如何能爱，那种爱必是虚假的，爱必须有力，并且永远与喜悦站在一起。但这也不同于轻浮的嬉戏，这种喜悦是平静的。

这六种德性都构成了通往圆满的至高虔信（Para-bhakti）的重要品质。为了实践它们，同时需要辅助各种身心练习：仪式，观想，持咒，颂神的名字，奉献祭品等，其作用与基督教的祈祷与悔罪等甚为相似。

歌颂神的名字，每一个印度教支派都有自己的虔信对象，像毗湿奴宗的日常吟诵"哈瑞，克里希那"（Hari Krishna）和"哈瑞，罗摩"（Hari Rama），唱着毗湿奴大神的阿凡达之名；佛教中也常常吟唱佛号，如"南无阿弥陀佛"（Nama Amitabha）。

在印度教传统中，认为呼唤神名的功效甚大，因为他们认为神名与神并非二物，正如著名的虔信圣徒柴坦雅所云："神的名字如同种子。这种子即使闲置在宫殿的柱子上许多年也无妨，当宫殿化为尘土，此种子便会落地生根，雨水一来，就会发芽，并且生长开花。呼唤神名永远不会徒劳无功。"

咒语（Mantra）也音译为"曼陀罗"，它能够洁净我们的身心，人也因重复吟诵神圣的曼陀罗而变得洁净。在印度教中所持之曼陀罗主要有五个金句，即：

1. satyam-shivam-sundram;

2. sat-chit-ananda;

3. hari om tat sat;

4. om mani padme hum;

5. om-shantih-shantih-shantih。

它们都是一些神秘的声音，极为稀罕，也极具深度，这些声音是自古以来的那些隐修士的秘传之咒语，其意义可以说出一个大概，大致意思为：（1）satyam-shivam-sundram（真-神-美）；（2）sat-chit-ananda（存在-智慧-喜乐）；（3）hari om tat sat（神圣的唵，乃存在的唯一真理）；（4）om mani padme hum（唵，莲花中的宝石）；（5）om, shantih, shantih, shantih（唵，宁静，宁静，宁静）。其中第四句在藏传佛教极为流行，第五句在所有重要的奥义书的开篇和结尾，可见奥义书圣人以此咒语来开阖。

但归根究底，意义不是很清晰，重要的是声音本身，那种震动本身。它存在于古往今来大师们的口耳相传之中，是一盏灯点亮另一盏灯的火焰，是一种完全活的联系，没有这种联系，灵性力量的传承是不可能的。当然，其中最核心的也是辨喜所一再推荐的是神秘的音节："唵"（om）。这一点在我们的首章中已有颇多的论述，此处不表。

在古典的虔信瑜伽分类中，除了我们上面提及的《薄伽梵歌》的四种划分之外，还有《圣典薄伽瓦谭》的三分法，即根据原质三德（Guna）分为三类：萨埵虔信者（Sattaika Bhakta）、罗阇虔信者（Rajasa Bhakta）、答磨虔信者（Tamasa Bhakta），第一类是藉着虔信练习来洁净自己、取悦于神；第二类则是藉着虔信来实现其尘世的欲望；第三类却因为嫉妒和敌意，于是藉着虔信伤害他者。"人格首神卡皮拉回答说：高贵的女士啊！虔信服务有许多种，以适合品质不同的实践者应用。嫉妒、骄傲、狂暴和愤怒之人，以及分离主义者所做的虔信服务，被视为在愚昧属性控制下做的服务；分离主义者怀着要进行物质享乐、获得名望和财富的动机，在神庙内崇拜神像，这是在激情属性控制下做的奉献；当虔信者崇拜至尊人格首神，为避免功利性活动的缺陷而献出他活动的结果，他的虔信是受善良属性的影响。"

藉着宗教虔信而审判他人，杀人，甚至发动宗教战争等在西方历史上并不鲜见，这些辨喜在讲座中曾给予强烈的批判，也是他所认为的狂热的虔信所容易导致的最大问题。

因为虔信瑜伽的根本要旨与精义在于"爱"字。所以，辨喜在1895年的一次伦敦讲演"爱的宗教"中，还根据人神之爱的强烈程度分成了另外五类：Santa、Dasya、Sakhya、Vatsalya和Madhura。第一类Santa乃平静之爱，类似于子女对父母之情，比如罗摩与父亲十车王（Dasaratha）之间的感情，其特征是平稳而持久；第二类Dasya是服侍之爱，类似于奴仆与主人，比如哈奴曼（Hanuman）与罗摩之间的感情，其特征是忠诚；第三类Sakhya是指朋友之情，比如克里希那与阿周那之间的感情，虽然也掺杂了古鲁与自己门徒的感情，但主要特征是平等与亲密；第四类Vatsalya则是指母子之情，比如母亲提婆吉（Devaki）与童年克里希那的感情，主要特征是无畏与疼爱；第五类Madhura则是指伴侣之爱，尤其是情人之爱，这也是最高的奉爱，这类奉爱有醉酒般迷狂与出神的特征，比如像罗摩与悉多（Sita），般度（Pandu）五兄弟与黑公主（Draupadi），以及克里希那与艳光（Rukmini）之间的关系，其中最为典型的是克里希那与众牧牛姑娘之间，特别是与拉达（Radha）的爱情被奉为至爱的典范，① 在最高的爱中，合一是其唯一的目标，此时，存在者消失了，语言所指之物及使言说成为可能的存在之关联，皆归于沉寂。

在Swami Bhuteshananda所诠释的纳兰达《虔信经》中，

———

① 在Swami Bhuteshananda所诠释的纳兰达《虔信经》中，他引用了一段故事来说明圣爱的"无我"之纯粹：当牧牛姑娘拉达（Radha）因为克里希那去了月亮大城Chandravali时，她极其伤心，一位女友来看她，便责问她，看来她（拉达）只关心自己，而没有关心克里希那的幸福。拉达说道："我不高兴不是因为他离开我而去了他乡，而是因为我在烦恼Chandravali城的人不知道如何来愉悦他的心，为他服务。"参见Swami Bhuteshananda,Narada Bhakti Sutras, Kolkata：*Advaita Ashrama* ,2007。

他引用了一段故事来说明圣爱的"无我"之纯粹：当牧牛姑娘拉达（Radha）因为克里希那去了月亮大城Chandravali时，她极其伤心，一位女友来看她，便责问她，看来她（拉达）只关心自己，而没有关心克里希那的幸福。拉达说道："我不高兴不是因为他离开我而去了他乡，而是因为我在烦恼Chandravali城的人不知道如何来愉悦他的心，为他服务。"

辨喜认为一切行为如果渗入了爱，整个行动就发生了神奇的变化。我们需要追问的是：为何同样是工作，有些是苦役，有些却是狂喜？有些弥漫毒汁，有些却充满芳香？当同一个希绪弗斯在推同一个石头上同一座山时，却为何会有不同的结果，那个秘密究竟是什么？古罗马的奴隶与西伯利亚的苦役犯在诅咒的时候，无数圣者却无怨地在世界的不同地方为他人而劳作着，正如无数的父母好不疲倦，无所怨尤地为自己的孩子全力以赴，两者之间的差别究竟是什么？

答案就一个字：爱！因爱，使得劳作遍布光辉，所有的不满与忍耐化成了饥渴与神往，而劳累与疲惫本身也成了醉人的美酒；有爱的心灵，其所伸出的双手必能温暖冰冻的内心。在爱中，"无我"才会真正发生，藉着虔信的脚手架，使得行动瑜伽也真正地趋于完美。当一个人与神拥有了至上的亲密关系，而又看到了神的无处不在，他的爱意就会无穷无尽，汩汩地向世间流溢而出。

黎巴嫩诗人纪伯伦在《先知》中有极其精辟的对行动瑜伽与虔信瑜伽结合的话语，云：

有人对你们说生活是黑暗的，疲惫的你们亦重复着疲惫者的话语，而我说生活的确是黑暗的，除非有了希冀；所有希冀都是盲目的，除非有了知识；所有的知识都是徒劳的，除非有了工作；所有工作都是空虚的，除非有了爱——当你们带着爱工作时，你们就与自己、与他人、与上帝合为一体。是用你心中的丝线织布缝衣，仿佛你的至爱将穿上这衣服。是带着热情建房筑屋，仿佛你的至爱将居住其中。是带着深情播种，带着喜悦收获，仿佛你的至爱将品尝果实。是将你灵魂的气息注入你的所有制品。是意识到所有受福的逝者都在身边注视着你。

辨喜的一切伟大的事功也是基于他对神的深刻认识与其对人世、对宇宙、对众生深切的爱而不懈的行动。因他说过："经过甚深苦行之后，我最后认识到真理——神存在于每一个个我之中，除此之外，再无别的人，谁服侍了个我，谁就是在服侍上帝。"

四

但是，辨喜也曾说，不是所有的人，都对神有需要，都已做好了准备："当我们对外物尚有迷恋之时，神不是我们所需要的。因为我们的庸常生活都在满足和实现外部世界的种种欲望。只要我们的所需被限制在物质界，我们就不会真正感觉到对神的饥渴。也只有当我们在生命中遇到巨大的打击，然后对已有的一切极为失望，只有此时我们才会感到要寻找更高的事物，开始寻找神。"

罗摩克里希那也说：神居住在一切事物之中，尤其是人的心中，但不是所有人都在神的里面，这就是他们受苦的根本原因。而只有对人世充满了深深的不满足才会促成对神的寻找，而这种不满足有时还往往以人世苦难的形式出现，如辨喜本人，如果不是因为家庭遭受巨大的磨难与变故，他未必就这么容易走上出家托钵的苦行生涯。所以，他把"不满足"和"苦难"视为通往神的一种重要路径，这就是我们前面提到过的"神圣的不满足"（Divine discontent）和"受祝福的苦难"（Blessed suffering），因为此二者皆带着神的印迹，因它们都会带来并且强化"弃绝"（Renunciation）的精神，对于天秉高的人会是巨大的助力。

在虔信瑜伽里面，弃绝（Renunciation）意味着两件事，而不是一件：一是否定意义上的，即放下尘世的一切功名利禄；二是肯定意义上的，即转向神，以神为唯一的渴望：**"不执"于一切，但唯独执着于神，这是虔信瑜伽的根本特征**。也正适合尚有"私我"之念留存的人所可实践的，通过虔信而最终抵达生命的巅峰。像一切的印度圣人一样，辨喜极为重视瑜伽的实践意义：

　　印度教徒不是活在话语和理论之间的人，如果有超越于普通的感官对象的事物，他们必定要亲眼目睹其存在。如果在他里面存在自我那没有关系，如果在他外面存在着仁慈的宇宙灵魂，他必会直接去朝圣。他必须亲自见到，唯有藉此才能驱散昏暗的迷惑，所以，在印度教的圣人那里最有力的关于灵魂、关于神的证据就是——"我已经看到了灵魂，我已经见到了神。"

　　当年他自己也是被罗摩克里希那对神确定无疑的回答而慑服的。他自己原来也是一个怀疑论者，曾经向很多人询问过神的问题，甚至连梵社的著名领袖德·泰戈尔的回答也令其深为失望，更加深了对神存在的疑惑。直至遇到其伟大的古鲁罗摩克里希那才扭转整个生命的走向。他曾回忆起1881年年底的一幕：

我想："这是一位伟大的导师吗？"我蹑手蹑脚地走近并询问这个一直困扰我的问题："先生，你见过神吗？"罗摩克里希那答道："是的，我见他如同在这里见你一样，只是以一种更加强烈的意识。""神可以见到，"他继续说，"人们可以与他谈论就如同我看到你并与你说话一样。但是谁在乎呢？人们可以为了妻儿，为了财富而泪流满面，但又有谁是为了神而热泪盈眶？"我生平第一次找到一个敢说自己已经见过神的人……"

圣者这种强烈的对神的感情留给辨喜极深的印象，也是此后他自己走上虔信之路的重要原因。他在欧美推崇与提倡这种瑜伽自然也激起巨大的反响，而针对西方传教士对印度宗教的不理解与误会他也给予深度的回应。他对于世界各大宗教比如基督教的虔信传统有很深的认识，但与其他所有的虔信宗教一样，这种爱的关系一旦发生也很容易导致"唯我论"和"排他论"，狭隘的信条与盲目的崇信往往会带来负面的效果，它不仅无法净化内心，反而强化了我慢（Egoism）。当然，这种"唯我论"和"排他论"仅仅是低层次的虔信瑜伽的表现。这一点他曾一针见血地指出：

虔信瑜伽的最大的优势就在于它是最容易最自然的臻达

神圣目标的路径。而其最大的缺点则是在其较低阶段时，它常常会蜕变为可怕的盲信。印度教、伊斯兰教，或者基督教里面的狂热分子的排外性几乎总是于低层次的虔信崇拜中显示出来。

只有自我死去，真正意义上的爱才会发生，于是，在爱的宗教里面，人们才可以体验到"无畏"和"无求"，获得深度的满足；另外，那些尚且停留在赏善罚恶阶段的宗教也不会是宗教的最高境界，譬如他认为犹太教的类似观念，不是不好，而是平民性、通俗性，尚处在发展的过程中，必然会被后来更高的宗教所替代。于是，耶稣到来并宣说着最高的爱，即"为爱而爱"的巅峰，这也就是耶稣所说的**"我来不是废除律法，而是为了成全律法"的真正含义。这样，无畏、无求和为爱而爱三者就构成了虔信瑜伽的三个角，前两者为两个底角，而后者是因之而来的精神高耸的顶峰。**

但即便如此，即使是最高的爱，其最后的结果还是得放下，在吠檀多哲学中，神不是最后的实在，人格性的存在也是出于非人格的梵，所以合一才是灵性的目的地，任何形式的爱都会凋落，唯有其中的灵性之成长是不朽的。

于是辨喜说："在爱的宗教里，我们不得不从二元论开始，神起初对于我们来说，是一个分离的存在，我们感觉自己也是如此，然后爱来到了我们与神的中间，于是人开始走向神，而神也越来越靠近人。人则采取各种各样的——譬如以父亲、以母亲、以儿子、以朋友、以主人、以情人等生命形式来喻指彼此之间的关系。对于人来说，神会以所有这些形式而存在，而最后此人的成长会臻至这么一个顶点，即他与崇拜对象（神）完全合而为一。"正如光融入了光，水溶入了水，爱、爱者和被爱者三者合成了一体。正如每一位探知此中奥秘的人立刻成了哑巴一样地张口便结舌，内心激动万分，而口中却无一语。

室利·莎拉兑·黛维（Sri Sarada Devi）曾云："**在时间之流中，人甚至不曾感觉到神的存在。直到开悟以后，人才明白上帝和诸神皆为摩耶。万物在时间中存在，万物也在时间中消失。诸神和万物都消失于开悟的破晓之中。求道者那时会悟得神圣母亲充满宇宙，万有合而为一。**"

我们已经知道，不虔信上帝也可以获得解脱，但那样的道路就显得微妙而危险，并且时时会受到野心和自满的侵袭，无论以行动服侍的方式，还是智慧探求之道。斯瓦米·帕拉瓦南达（Swami Prabhavananda）和其门徒克·伊舍伍德在阐释《瑜伽经》时就说过：

虔信一位人格上帝，可以使人十分自然地像奴仆一样谦卑，可以扫除理智分辨的冷漠，唤起人们去实现其力所能及的最高层次的爱。不到解脱之时，我们无法想象梵，但我们可以根据各自不同的秉性想象自在天（神）——因为自在天（神）具有我们的心智可以识别的属性，自在天（神）是我们在超越原质之前所知道的实在之全部。

所有有神论的宗教也就在这个层面上获得了意义，它们的存在也成了无数人走向终极自由之途，藉着对神的爱的表达而得以实现。

当年辨喜在欧美传播吠檀多哲学之时，他也试着将不同流派加以传授，如商羯罗、摩陀婆和罗摩奴阇的思想，结果，后者的"虔信"思想在基督教世界中所激起的兴趣最为强烈。而在印度，虔信运动和虔信瑜伽也总是被视为通向解脱最安全也是最快乐轻省的道路，它对尘世与物质世界没有丝毫的敌意，尘世间的任何工作与行动也不再仅停留于世俗层面，相反，所有的工作藉此而构成了崇拜和献祭，具备了神圣性。圣人纳兰达的《虔信经》更成了不朽的经典，因为他作为传说中的虔信圣者，最早传播了这个爱的秘密与福音。

但真理是一，它永远存在，而且永不改变，只可以被人们一遍遍地重述，并以每个人自己的方式又一代代地重读。

故此，纳兰达的经文是这样结尾的：

因此，人们一致地宣称了这个真理，没必要去关心它究竟是谁说的，这些虔信者的导师们，无论是纳兰达（Narada）、毗耶莎（Vyasa）、休卡（Shuka）、商迪亚（Shandilya）、伽佳（Garga）、毗湿奴（Vishnu）、坎迪亚（Kaundinya）、夏莎（Shesha）、萬达婆（Uddhava）、阿鲁尼（Aruni）、巴里（Bali）、哈奴曼（Hanuman），还是维碧沙南（Vibhishana），无不如此。

而斯瓦米·布缇夏南达的注疏亦云："其所要表达的意义在于：就真理本身而言，无人可以宣称主权，认为自己是创造者。真理是恒在的，无数的大师于千百万年间都在传授着同一个真理，虽然表达的形式不一样。"

第三节　智慧之道

一

智慧瑜伽（Jnana），又名"智瑜伽"，"Jnana"来自词根"Jna"（"去认识"），故通常被诠释为"知识"，即此瑜伽乃是指藉着知识而获得与宇宙本体的合一，获得解脱与大自在的途径。与其他瑜伽相比，它也是其中最富有理性、对人的智力挑战最大的瑜伽形式。这是一种无畏的精神探究、彻底的智慧寻求。它极为殊胜，与佛家的"般若教导"颇为相近，两者皆具"扫一切相，破一切执"的勇猛锋利的金刚智慧。故其所追寻的知识绝非通常意义上的知识，而是指对宇宙、神和人的一个根本清澈的洞见，这是一种最高的知识。如汤用彤所语："印度智慧，绝非西洋之所谓理智，乃修证禅定之所得。……以其断惑灭苦也。"（《印度哲学史略》）与之相比，就连人类最伟大的经典如"吠陀经"亦不过是尘世的知识，落入了下乘。在《秃顶奥义书》中，曾经探讨了两类知识，仙人鸯吉罗莎（Angirasa）对门徒苏那迦（Saunaka）云：

有二明（知识）当学，如大梵明者所言：一为上明，一为下明。下明者，《黎俱韦陀》《夜珠韦陀》《三曼韦陀》《阿他婆韦陀》——声明，仪礼，文法，文字学，诗学，天文学者是也。上明者，由之而悟入"不变灭者（aksara）也"。

这个"不灭者"也就是"梵"，在人类那里也被唤作"自我"（Self），或"阿特曼"（Atman），智慧瑜伽正是指一种追根究底的至高的知识——"上明"。当然，这种知识，同时也是一种精神的实践，即亲证"梵我合一"的知识，获得这种知识则获得解脱（Sadyomukti），它类似禅宗中的"顿悟"，故我们在前文中一再强调过奥义书中的圣言——"知梵者则成为梵"。

辨喜从1895年11月份开始于小圈子里讲述寻求解脱的"知识之路"，而且于1896年1月份还连译带释地诠解了《秃顶奥义书》，把它作为小圈子内部修行"智慧瑜伽"的最后一课。而自5月份开始，先后在伦敦与纽约两地的知识界又广泛传播此瑜伽。在讲演中，他指出，这是一条极为艰难又极为锋利的道路，需要罕见的勇气与智慧，非懦弱者可以行走。它适合于那些精神强健、理性圆融的人去实践。其难度之大正如以强力将所有沿着山坡四处流淌的岩水返归其险峻绝壁之源头一样。辨喜以为"智慧瑜伽是极为困难的，唯有最勇敢者，敢于打破一切理智与感觉的所有盲从的人才可以做到"，比起虔信瑜伽的轻松安乐大不相同，但是，它却拥有迅捷抵达解脱之境的速度。

故在《薄伽梵歌》中，克里希那也忍不住赞美起这种知识来，把智慧（Jnana）称为焚毁不净的"火焰"，称为渡过轮回的"航船"："智慧的祭祀胜于一切物质的祭祀；一切行动，阿周那啊！在智慧中达到圆满。知道了这一切，阿周那啊！你就不再会这样愚痴，就会看到所有一切众生，都在自我之中……即使你犯有罪恶，比一切罪人更有罪，只要登上智慧之船，就能越过一切罪恶，正如燃烧的烈火，将木柴化为灰烬，智慧之火，阿周那啊！将一切行动化为灰烬。在这世上，哪里也找不到像智慧这样的净化者。”

克里希那还进一步认为这是最后的知识，知道了这种知识，没有什么更需要知道的了，获得了它，便没有什么更需要获得的了，一切都已经被含摄在它里面了。这样的瑜伽士在圆满之时，其所体现出来的乃是真我的知识，也是离克里希那最近的人："因为智者最热爱我，所以我也热爱智者。尽管所有这些人（研习瑜伽者）都高尚，但我认为智者是我的自我，因为他能牢牢把握自我。"

辨喜也高度赞美了这样的人，他进一步说：

这种人渴望超越显现的世界，因他从来不会满足于此世任何琐碎的事物，他的思想就是要越过吃喝玩乐等这些日常规矩，即便无数经典的教诲也无法令其满足，所有科学也是如此——科学顶多也无非是将渺小的世界摆在他面前。还有什么能够令他满足的呢？包罗万象的世界体系也是不行，在他看来，它们也都只是沧海一粟。他的灵魂渴望见到如其所是的实在，实现它，成为它，并与普遍存在合一。

他传播的智慧瑜伽所依照的是自奥义书以来的不二论传统，尤其是商羯罗的吠檀多不二论哲学。商羯罗可以被视为智慧瑜伽的完美典范，其所有哲学著作都可以视作智慧瑜伽的表达，而其中如《自我认识》（Atmabodha）更是直接呈现这种最高知识的范本。作为强调自我知识的智慧瑜伽与其他瑜伽之不同在于，它是直接摧毁无明与诸多生命烦恼的火焰，商羯罗在该书的第2、3颂中云：

> 正如火是烹饪的直接原因一样，（唯有）知识而非其他任何形式的戒行才是解脱的直接原因。因为没有知识就不能获得解脱。……只有知识才能摧毁无明，正如只有光明才能驱赶黑暗。

辨喜也是这么认为，没有智慧，解脱是不可能的，最高的善就是认识自我，也只有我们真正地明白了我们究竟的身份，本来的面目，我们才能跨越恐惧，跨越生与死的界限。只是他与商羯罗不同的是，他同时也强调了其他瑜伽也能够带来解脱，商羯罗则不然，譬如他在《分辨宝鬘》（Crest-Jewel of Discrimination）第11节中就曾对行动瑜伽大为不屑，认为一千个行动瑜伽也抵不过瞬间的智慧。他认为，虽然行动瑜伽与虔信瑜伽可以洁净心灵，但无法藉着它们臻达最后的"不二"之境，所以，他历来也被认为是反对行动瑜伽的圣人。辨喜则不像商羯罗那么极端，他认为这些道路呈现给不同的修行者，但其最后的目的地是一致的，而且都是在"无我"的基础上达到"不执"与"弃绝"，只是，行动瑜伽所弃绝的是行动的结果；而虔信瑜伽为了至高的爱，而弃绝了所有渺小的世俗之爱，世界只是作为提升爱的经验的阶梯；而智慧瑜伽则弃绝一切，世界也不存在，因为在它的哲学里没有时间，没有空间，也没有因果，一切皆是虚幻，一切皆是摩耶，唯有至高无上的梵在孤清与安静中独处自照。只不过它们的差异在于——同样是神圣者，在虔信等诸瑜伽那里可能是以人格神的形式出现，而在智慧瑜伽那里则是以非人格者的神圣者出现。他还说：

所有人的最高目标，所有宗教的最后目的地都是一个：与神（或者说，与每一个人真正的神圣本性）的重新联合。目标是一致的，方法却各异，也依照其人的性情而异。

比如行动瑜伽适合勇于履行职责的人，胜王瑜伽适合性格安静内倾的人，而虔信瑜伽则尤为适合那些情感丰富的人去实践，至于智慧瑜伽，则属于具有高度理性的人去发挥与修习。"瑜伽可以因工作，因智慧，因虔信而各自具备能力，可以视为直接与独立的抵达解脱的方法。"而拯救近现代的欧洲与美国的知识分子的精神没落与灵性下坠的最好方式，正是这种智慧瑜伽，或曰吠檀多不二论哲学，辨喜也将它唤为理性化的宗教（Rationalistic religion）。

二

我们说过，智慧瑜伽所讨论的核心命题就是梵我关系，也就是梵与阿特曼的关系。阿特曼，在梵文中的意思即"自我"。对自我的本质进行认识和亲证所获得的知识就是最高的知识，也就是对"梵即我，我即梵"（aham brahmasmi）的同体一如的亲证。这种对自我的认识不但是智慧瑜伽的根本内容，同时也是印度哲学与宗教的基石。在辨喜看来，这种梵我一如的不二论也达到了人类思想的最高境界，是哲学与宗教世界里面开出来的最美之花。

像拿拉达一样，罗摩克里希那常常向很多人传播虔信瑜伽，考虑到这些人没有能力接受更高的训练，他是教育二元论或限制性不二论的。而从来不传播不二论的他，却把这种高深思想传授给了辨喜。圣人罗摩克里希那自己于1864年与一位杰出的云游僧人，也是不二论的传承者托闼普利（Totapuri）接触后开始学习该派之精义，那时他还基本上是崇拜人格神，而从托闼普利那里学到了如何冥想神圣者的非人格性以及无属性层面的方法，他的灵性准备之充分极为罕见，故只需三天，他就藉着这种冥想而进入了最后的"无余三摩地"（Nirvikalpa-Samadhi）。

罗摩克里希那曾经说道："适合智慧瑜伽者极为稀少，正如《薄伽梵歌》所云'千人之中唯有一人想寻求智慧，在一千个寻求智慧者中，唯有一人得以成功'，一个人越是不住于此世——即不依附于'女人与黄金'，则他越有可能获得智慧（神的知识）。"可见辨喜是罗摩克里希那所见过的极为罕见的、具备完美资质的门徒，故私下相授。因这种不二的知识在迅速改变人心方面具有奇速的功效，他也把它比作火焰：

不要担心如何掌控，或改变你的本性。煤炭无疑是墨黑的，但是一旦点着火焰，它原先的黑色则完全并迅速地消失。同样地，一个人接触到了知识的火焰，他内心的不洁也会立时消失不见。

这种知识认为世界如同大梵的一个梦境，因"自我就是梵"（atma ca brahma），故换言之，世界也就是自我（灵魂）的投射，一切都来自于"自我"，辨喜于1896年在纽约的一次讲演当中说道：

自我……是一切宇宙中可视之物产生的原因，但他无法看清或是认识自己，除非通过映象。如果没有镜子，你就无法看清自己的脸，如果自我未被投射，它就无法认清自己的性质。因此，整个宇宙就是自我在尝试着认清自己。

很多圣者喜欢以镜子为喻，辨喜也不例外。辨喜原话中虽然没有明示，其实在吠檀多哲学中，一般是将意识，或觉知与镜子合为一体来考虑，即世界乃是自我（Self）投射在自我（Jiva）那里的影子——藉着世界来认识自己。他们这么做的原因不外乎如下：

1. 因为镜子首先代表着觉知，它不是石头，不是瓦砾，而是具有观照的觉知，无物可以在它那里遁走，只要出现，就一定会被它所察觉，这正是原人的秉性；

2. 更重要的一点是，镜子在觉察到他物之时并无捡择。镜子具有全然的平等心，全然的没有小我的遮蔽，没有执着，美丑兼容，巨细靡遗地观照着，这一点又与原人是一切的目击者这一特征相符；

3. 对于呈现物，无论是什么，镜子都不会被这种呈现所打搅，无论是黄金，还是屎溺，它的清净心与平等心如故，镜子仍然是镜子，它不会受到任何映象的污染，正如阳光无论是照在清水里还是污水里，阳光始终是干净的。这又与原人从不受摩耶的影响的特征是一致的。

但我们需要注意的是，如果没有映象，那么镜子的存在就不可能被发觉，因为镜子无法自照。**故此，若无世界，"自我"（阿特曼）不过是纯然的意识。而通过世界，自我认识了自我，但是世界影响不了自我。**经验世界里的一切法则，包括时间、空间和因果律，以及任何量（Pramana）（如现量，比量，圣言量，譬喻量，义准量）在信守不二智慧者看来，对于自我而言，都是虚幻不实之物。这样，世界的所有问题与种种烦恼就都不是真实的了：

假如我们已经知道除了灵魂之外没有任何事物存在，其他事物都不过一个梦境，在现实世界中并不存在，那么，这个世界，连同它的贫穷、痛苦、邪恶和美好都不会来打扰我们，如果它们并不存在，我们还会为谁以及为何而烦恼呢？……让一千次头痛和一千个身体来了又走吧，这与我何干？我既未出生也未死亡。从来没有父母，没有朋友或敌人，因为他们都是我。我是自己的朋友，我是自己的敌人。我是绝对的存在，智慧与喜乐。……我既不寻找任何人，也不逃避任何人，因为我就是整个宇宙。我赞美自己，我谴责自己，我因自己而痛苦，我由自己的意志而快乐。我是自由的，这就是智慧瑜伽士，勇敢无畏者。任由整个宇宙毁灭吧，他微笑着说它从未存在过，一切不过是幻觉。

于是，一个最大的问题出现了，为何完美的"自我"成了不完美者，正如基督教的问题"罪恶如何产生"，而印度教则要问——"幻觉如何产生"？

智慧瑜伽对于这个问题不予以正面回答，它认为你没有权利提出该问题，何以故？因为超越时间、空间与因果律的东西就是完美，而一旦你问——"完美为何成了不完美"，用逻辑语言来表达就是："不是因果关系的事物其起因何在？"你这是自相矛盾，因为你首先承认这不是因果关系，又问它原因是什么。这个问题只有在因果范围之内才能够被提出与解答。否则，这个问题本身就是荒谬的，非法的，不合逻辑的，在时空之内因果之内的我们无法找到问题的答案，"因为问题藏在这些限制之外，故真正的智者会置之不理。"辨喜说，正如"一个人生病了，首先他必须是竭力治愈自己的疾病，而不是坚持追究为何会得此病。"

但是，这样便把问题延伸到了另外一个层面，即——既然世界是虚幻的，而自我却是真实的，难道虚幻会由真实产生吗？当然不！辨喜的意见是，虚幻只能产自虚幻，梦只能来自于梦，正如疾病只能由疾病而来，不可能是因为健康。同样，如果结果是虚幻的，则此原因也是虚幻不实的，一个虚幻只能由另外一个虚幻而来，这也就意味着虚幻是没有尽头，没有开始的。于是我们就会问：那么，这是否意味着不二论就不再成立了呢？因为在这里出现了两种存在——一是真实的自我，一是那个虚幻。辨喜认为，智慧瑜伽的答复会是，没有二元论，仍然是不二存在，原因在于：

虚假的就不能唤之为存在，正如千万个梦在你的生命中出现，但是这些无法构成你的真正生命，梦来了，梦又去了，它们并不属于存在。……因此，只有唯一者存在，永远自由，永远喜乐，它就是你！

三

依照智慧瑜伽的不二智慧，那漫长的人类历史不过是那不可见的神秘实体所投下的巨大幻影。这形形色色的世界，它们俱是虚幻之物。世人认为有价值的东西，在智慧瑜伽士看来乃是无用之物而丢弃。世上的钻石，在阳光下熠熠生辉，可是对于有智之士来说，不过是些破碎的玻璃而已。国王的皇冠、君主的权杖和俗世的荣耀，对于一个曾瞥见过阿特曼那庄严面容的人来说，如同无物。这一切的存在只是为了"自我"（Self），为了让个体灵魂（Jiva）觉悟到自己的真实身份乃是至高的梵而存在。正如帕坦伽利在其《瑜伽经》中所云：

> 宇宙的存在是为了让经验者能经验到它，并由此获得解脱。（2：18）

斯瓦米·帕拉瓦南达在阐释《瑜伽经》的这一节时云：

> 感觉经验的宇宙是一部伟大的书，当你怀着分辨心从头到尾把它读完之后，最终会发现，那里除了阿特曼外别无一物，假如读者想从中学到些东西并将它传递给他人的话，那就是，没有一种经验是徒劳的。

为了抵达这种不二的智慧，辨喜与无数的圣者一样，结合某些重要的"奥义书"典籍，以"认识你自己"（"我是谁"）和"死亡就是生命的终结吗？"等问题来发问，因为这些问题的深处隐藏着生命的奥秘，都有超越性的意义存在，即藉着它们可以超越有与无、显现与非显现的界限，从而引发了人类终极探究的潜能。前一个问题显示了"我"作为存在者与存在的关系，它可以揭示你的本来面目，如同禅宗公案所追问的"父母未生你时，你是谁"的著名问题，藉此而来寻找人的真相；后一个问题直接把生与死联系在一起来考虑，把哲学无法解决的形而上问题让人来参悟与探究。如果不是这么一些超越性的问题，人对感官世界的依赖是很难剥离的。当然，这些问题与无聊的哲学探究迥乎不同，它们与生命本身，以及人生意义紧密相联，是无数的人在生命的不同阶段都会发出质疑的问题：

只要有死存在，问题就会一次一次地重复出现："死亡，究竟是不是我们所依赖的一切事物的终结呢，而这一切事物好像是所有真实中最真实的，所有本质中最本质的？"那一刻，整个世界却在瞬间消失不再。站在高耸的悬崖边上，在它下面的无尽虚空正在张大着巨口，每一个人，无论他多么勇敢无畏——也忍不住要退缩，不禁发问——"这是真的吗？"

在印度无数的圣典当中，都有对死亡秘义的揭示，比如在奥义书中就有一篇《卡塔奥义书》专门来传达死亡的奥秘，辨喜在1896年11月于伦敦的一次讲演中介绍过这里面的生命智慧。

这个"奥义书"所讨论的死与自我之奥秘，是由主掌死亡之神阎摩（Yama）与一位聪睿的婆罗门少年纳西卡塔（Naciketa）的对话来揭晓的。在这里，死神阎摩直接现身为人类的精神导师来教育这个少年，两者之间的对话依次展开，延伸并覆盖了关于"自我"本性哲学的重要领域，阎摩在对话中指出：

自我从不被诞生，故它也从不会死去。它既不生出万物，万物也不生出它。它无生，它永恒，它不变，它总是存在，身体会有死灭，而自我则从来不会有生死。（2：18）

"自我"既无生，亦无死，而是永恒的，具备生死的是我们显现出来的身体和心意体，甚至未显现的因果体，最圆满最完美的部分从来不会有生死。而在更早的《黎俱吠陀》中也有一则关于火神阿嗜尼（Agni）的祈颂，以神话的形式解决同样的死亡问题。辨喜在一次讲演中加以引用：

哦，火神阿嗜尼（Agni）啊，请带走他，以你温柔的手臂，赐予他完美之体，明亮之体，带他到父神的居所，那里没有悲伤，那里也没有死亡。

这样很自然地会引入"轮回"的概念，有趣的是，这样的思想在欧洲文化也颇为常见，譬如我们在古罗马诗人奥维德那里就读到这样的诗句："死亡啊，死亡/不过是旧事物换了新衣裳/衣裳换了再换，旧屋变成了新房/再换套更新的房子又有何妨/不断弃旧更新，换来换去瞎忙/灵魂啊，却始终如一/死亡朽毁的只是这个臭皮囊。"

而对"我是谁"的探究在辨喜那里也是极其重要的追问。我们前面已经引述过他的一句极耐人寻味的话语——**"人是一个周沿无边无际的圆，而其中心只有一个；神也是一个圆，其周沿也是无边无际，而其圆心却无处不是。"**万物都居住在神那里，故神无处不遍及其神性；但是人则不然，人必须藉着其自身，唯一的道路隐藏在里面，那就是他毕生需要努力的方向。如果只是往外寻索，则迷失成了必然，用中国的哲人王阳明的话讲就是："抛却自家无尽藏，沿门持钵效贫儿。"故一切圣贤皆以寻找自我的本来面目为核心，来展开其生命的探索。"我是谁？"就是一个很好的入口。

辨喜曾经藉着《歌者奥义书》末章的一个故事来表示"我是谁"这一问题的最后成果：天神因陀罗（Indra）与魔王毗楼遮那（Virocana）向生主（Prajapati）学习"自我的知识"，后者空手而回，前者却得到了答案并臻达解脱之境——

我从黑暗走向绚丽多彩，从绚丽多彩走向黑暗。正像烈马扬鬃，我摒弃罪恶；正像明月摆脱天狗(Rahu)之口，我摆脱了不完美的身体，完美的自我，到达梵界，到达梵界。

正如圣者婆悉湿陀（Vasishta）对罗摩的劝告一样，指出了"我是谁"的追问极为锋利，如同壁立千仞的险峻，也如同火焰，他说："哦，罗摩啊，这种对阿特曼的本性和'我是谁'的追问就是火焰，它可以焚毁纠缠于头脑里面所有那些邪恶的树种。"

辨喜是在其伟大的古鲁罗摩克里希那的指引下上路的，圣人曾经把这种"自我的探询"与"奥义书"中的"遮诠法"，即"Neti Neti"（非此，非彼）联系起来，认为这也正是考察自我的最好方式：

智慧瑜伽士就是通过知识来达到与神合一。他们的最终目标是认识梵，也就是绝对者。他说，"不是这个"，"不是这个"，就这样，逐渐地依次远离非真实之物，直到臻至一点，那时所有在真实与非真实之间的分辨（Vichara）停止了，梵在三摩地之中被得以亲证。

这种"我是谁"的追问在当代实践的最深刻，声誉也最为隆盛的无疑首推拉玛那尊者，他是20世纪公认的彻悟本心的大圣人，一些追随者记录下来的语录形成了其主要著作，里面最著名的就是小小两卷《我是谁》（*Who Am I*）和《真我探询》（*Self-Enquiry*），都是一系列关于探询真我的问答录。前者的问题正好是辨喜去世那一年即1902年，由一位哲学系的学生提出，里面涉及如何让一颗心灵恢复平静，拉玛那尊者答曰：

"通过质问'我是谁'，'我是谁'这个念头就会摧毁所有其他念头，它如一根拨火棍，到最后它自己也会被烧毁。然后，就会有对自我的真实认识。"

该提问者继续问道：有什么方法可以不间断地坚持"我是谁"的质询？大师回答：

当其他念头升起，你不应该追随它们，而应该质询："它们自何而来？"不管有多少念头升起都没有关系。每个念头升起，你就应该勤于质询，"这个念头源自何方"。那个答案就会出现，"来自我"。于是如果你质问"我是谁"，头脑就会回到它的源头；那样升起的念头就会变得静默。用这种方式重复练习，头脑就会发展出停留在源头的技巧。当敏感的头脑通过大脑和感官外驰的时候，种种名相就出现了；当它停留在内心，名相就消失了。不让头脑外驰，让它保留在内心就是所谓的"内收"（inwardness）。让头脑外驰于心，就是"外放"。那样，当头脑停留在内心，众念之源的"我"就会消亡，而那个一直存在的真我就会开始显露。不管你做什么，你不必带着自我中心的那个"我"。若你能如此，一切就会显现是神（Shiva）的本性。

在印度，这种对"自我"的深入而无畏的质询得到诸圣者的一致默认，有着极为广泛的实践意义。

四

辨喜在传播智慧瑜伽的精义时，是紧紧追随古典时代的森林隐修者，即奥义书圣人的教诲，除了《秃顶奥义书》《伊萨奥义书》《卡塔奥义书》《歌者奥义书》在他的话语与笔下心慕手追之外，他也极为喜爱《大林奥义书》（1：3：28）中的那句著名的祈祷词：将我从虚妄引向真实，将我从黑暗带往光明，将我从死亡引向永生。

可以说，奥义书的精义——也就是智慧瑜伽和吠檀多的精义都浓缩在这句话语里面，印度文化里那些至为深奥、至为莫测的典籍都是为了抵达它和实践它而设定的指南手册。但它的难度如此之巨大，《卡塔奥义书》将从虚假到真实，即将自我从非我中分离出来的努力比作"从叶鞘中提取脆嫩的肉茎"一样的困难，希腊的晦涩哲人赫拉克利特也认为，灵魂的边界是如此之幽邃："即使穿越每一条道路，人也永远不能发现灵魂的边界——它拥有的范围是如此之深广。"（《赫拉克利特著作残篇》）

智慧瑜伽的这种以理性为航标的道路尤其错综复杂，甚至连大神毗湿奴的化身罗摩也忍不住对圣者婆悉湿陀叹道：**"以概念根除概念，以心治心，然后居于自我之中，这是何等的困难啊，圣者！"**但是我们说了，这种理性探究绝然不同于西方意义上的哲学探讨，在印度人看来，纯粹的理论只是瞎子的努力，很可能会把毕生的精力都浪费在纸张所构成的沙漠里。如若不是为了生命的自由和解脱而来，一切都无存在的必要，毫无意义。

智慧瑜伽虽然是基于理性，但不属于知识论问题，而是生存论的问题，是实践与励行的问题。继承商羯罗不二论传统的圣者喇嘛尊者（Swami Rama）也曾强调过这一点：

这方面的追求不仅是智识上的了知，更应是通过聆听圣者教诲而开放出智慧的花朵，然后藉着冥想这些金玉般的格言，而到达解脱之境。这条路就像锋利的刀锋，如果没有经过历练，他很可能成为自负自大的人。经常与圣人为伍以及去除"我执"的冥思是走在这条道路上不可或缺的要件。

这些金玉般的格言在奥义书中，主要有四大圣句。它们分别是：

1. Prajnanam Brahma（《爱多列雅奥义书》V, 3）。字面含义是：意识是梵。

2. Tat Tvam Asi（《歌者奥义书》VI, x, 3）。字面含义是：你是那。

3. Aham Brahmasmi（《大林奥义书》I, iv, 20）。字面含义是：我是梵。

4. Ayam Atma Brahma（《曼都卡声奥义书》2）字面含义是：这个阿特曼是梵。

喇嘛尊者所谓的"经常与圣人为伍"也就是辨喜时常强调的与古鲁（Guru）相伴的意思，"Guru"的梵文原意有"驱除无明，摧毁黑暗"之意，故此，在印度文化里，古鲁主要是指灵性导师。正如婆悉湿陀对门徒所云：

哦，罗摩啊，正如一只舟筏的稳定得益于某位舟子，同样，渡过轮回之洋，其方法之获得，必须得益于伟大灵魂的陪伴。疗救恒久轮回之疾的伟大药方就是这样一种探究："我是谁？谁在轮回？"这种追寻能完全地治愈此疾。如果你所待的地方没有一棵了知真理的智者之树，上面没有挂满累累的硕果，也没有那凉爽的树荫，那么，这样的日子一天也不值得去过。要接近圣者，即便他们没有开示，即便他们以淡然的方式在谈话，也必是饱含智慧。因圣者的陪伴，虚空被充满，死亡成不朽，逆境化为了财宝。

辨喜在一次讲演中提及古鲁的意义时也说道：

每一个灵魂注定是完美的，每一个存在，最终会达到那种境界……但这并不是说，我们要拒绝外来的帮助；灵魂常常因为某些外在的帮助而备受激励……这外在的驱动力不可能来自于书本，一个灵魂只能从另外一个灵魂那里获得动力……在专研学问的时候，我们有时会误以为这会在灵性上有所增益；但倘若分析一下自己，我们就会发现得到帮助的是理智，而不是灵魂，这就是为什么我们每个人谈起灵性话题来头头是道，而一旦要做起来却发觉身不由己……所以，想要鼓舞灵魂，必然要由另一个灵魂来激励它，这个推动你的那个灵魂就是古鲁，而那个被推动的则是门徒。

而最怕的就是那些"假先知"和"假古鲁"对世人的误导，这在奥义书中被唤作"瞎子引领着瞎子"。古鲁的人格必须是纯洁无瑕的，无我的，甘地在注释《薄伽梵歌》第6章31颂时云："只要有'自我'在，那时'宇宙灵魂'（Paramatma无上我）就是在外的。当'自我'消除殆尽之时——成为空，就到处可以见到宇宙之灵了。"

内心洁净的，对于经典不仅是熟悉，而且应是经典的化身，是活的经典，神圣的智慧在他身体里面汩汩流淌，砰然有声，对于真理，他不仅是听说，而且是亲自证实与经验到的。否则灵性的传递不可能发生，这一点辨喜曾经有过阐述：

为什么看重导师的人格？……如果有人要教我动力学、化学或其他自然科学的知识，无论他品性如何都无所谓，因为自然科学的知识仅仅是智性的，它仰仗理智的力量；一个人可以在这里获得巨大的理智力量，但对他的灵魂却没有丝毫触动；可是在灵性科学里，不纯洁的灵魂想获得灵性之光，这彻头彻尾皆无可能。这样的灵魂能够教给别人什么？……灵性的真理是纯粹的。"内心洁净的人有福了，因为他们将见到神。"这句话揭示了所有宗教的真谛。

《马太福音》（5：3）将这话译为："虚心的人有福了，因为天国是他们的。"辨喜也云："所有宗教皆有同一个观念：'不是我，而是你。'当一个人说，'不是我'

212

时，神就进驻了其心里。这小小的'我'越少出现，神就会越多地在他那里。"

而门徒的品质也是极为难得与稀罕，古代圣人曾云，古鲁成千上万，而门徒却找不到一个。如果尚有一丝"我"和"我的"的念头存在，就无法实践智慧瑜伽。商羯罗在《自我知识》的开篇第1颂就是：

我创作《自我知识》是为了这样一些人：通过苦修，他们已经得到了（身心）净化，心中平静，摆脱了感官欲求，他们渴望获得解脱。

这里所谓的"身心净化"即指心灵洁净得没有丝毫我慢，再无"我"和"我的"等观念存在。

辨喜根据古代典籍，认为门徒需要具备八种品质：

1. Shama（指心灵的平静）；

2. Dama（控制感官）；

3. Uparati（感官回收，不再追逐欲乐）；

4. Titiksha（容忍）；

5. Shraddha（信心）；

6. Samadhana（制心一处）；

7. Mumukshutva（渴望解脱）;

8. Nityanityaviveka（分辨虚幻与真实）。

可见，智慧瑜伽是为特定的修行人准备的，即这些人已经通过其他的种种瑜伽，已经洁净了心意，臻达对尘世的全然无欲之境，一心渴望解脱，如同婆罗门少年纳西卡塔（Naciketa）一样，只有这样，师徒才能齐心，唱响"奥义书"中的著名祷告：

唵，愿梵齐佑我们师徒，愿它使我们齐享吠陀学问的恩典，使我们拥有理解吠陀学问精义之能力，愿这学问使我们齐得丰盛，愿我们彼此永不嫉妒，平安归于各人，平安归于自然，平安归于众生界！

故此，智慧瑜伽的修行并非一蹴而就，在瑜伽之道上的修行是逐渐展开的，师徒齐心之后，完美的结果就会出现："当两者确实都出众非凡的时候，辉煌的灵性成长才会到来。……这是神秘的法则，一旦土地耕耘好了，必然会播种，一旦灵魂渴望宗教了，宗教力量的传递者就会到来。"

就这一点，辨喜毕生都对其师尊罗摩克里希那充满感激之情，这位人类历史上杰出的古鲁，没有丝毫的利己之心，帮助无数世人穿越生命的海洋。其实，连罗摩克里希那本人也是在经过一位神秘的修行人Totapuri的训练，才最终达成不二之境的，据说当时他整整六天入定，睁开眼第一句话就是："哦，最后一道障碍也祛除了。"

辨喜曾充满深情地说到了自己的这位古鲁：

如果在我的思想，或者我的话语和行为里，有任何的成就；如果从我嘴里有任何一句话令人在今世得益，我无功于此，那是他的贡献。但是，如果有任何诅咒从我唇边落下，如果有丝毫仇恨因我而出，那必是我自己的，而不出于他。如果有过软弱，那是我自己的；如果有过生命的奉献，有过勇气、纯洁和神圣，那是出于他的启示、他的话语和他的生命。是的，朋友们，整个世界有待去认识这位人物。我们读过世上大量的先知和他们的人生，这些生命被其弟子们多少世纪地传递下来，到了我们手中。经过几千年岁月的雕琢与剥蚀，这些昔日伟大的先知展现在我们眼前。但是，在我看来，其中没有任何一位占有我亲眼所见的这位圣者的高位，我生活在他的影响中，从他的莲花足旁我学到了全部——这就是圣者罗摩克里希那的生命！

因为他引领辨喜进入了灵魂深处的探寻，并赋予其巨大的力量，使得他迅速驱除无明，抵达智慧瑜伽的最高成果——无余三摩地，对生命最高意义的追寻结出了最丰硕的果实，享受到了至上的喜乐。这也成了他以后的名字"辨喜"（Vivekananda）的含义：

我们唯有将自己的生命视为对意义的永恒追求，视为分辨真实和不真实的锻炼……那发生在我们身上的每一件事，不管它们看起来多么琐碎，都会为我们提供细微的线索，引导我们走向更广博的灵性和最终的解脱。

在辨喜的一生中，多次体验到那个最终的不二境界，最典型的譬如于加尔各答的花园之屋和纽约州附近的千岛之上，都进入过深度的三摩地之境。在那样的境界，据说人们在周围的一切中都能辨认出虚幻与真相；在所有的声音中都能够听出神圣的"OM"；在所有的生命与万物中皆能看见梵，而同时喜乐遍布流溢。

第四节　胜王之道

一

胜王瑜伽（Raja-yoga）又简称"王瑜伽"，因为"Raja"

的意思就是"王"（King）。这种称谓也隐含着它是一切瑜伽之王，是精神领域里攻城掠地的总指挥和主要部队，显示出了这种瑜伽的无比重要性。胜王瑜伽渗透到印度文化的各个部位，成了所有宗教甚至哲学的共同基础，无论是耆那教还是佛教，锡克教。而在人类的其他文化中，虽然未必以"胜王瑜伽"命名，但是其核心精神就包含在胜王瑜伽之中，譬如基督教的很多神秘主义者，如圣·特蕾莎，如十字约翰等。

　　的确，如果没有"胜王瑜伽"的基础，一切其他瑜伽都无从谈起。换言之，在印度文化中，作为调整生命与精神能量的胜王之道，乃是所有宗教甚至哲学中迈向解脱的根本助推器，而行动瑜伽与虔信瑜伽乃是其左右两翼，起平衡作用，而智慧瑜伽则是其步入解脱的最后一步。当然，这只是形象的说法，其实它们在更高的意义上是一个整体，这也是辨喜所强调的，无论从哪一个瑜伽入手，最终的目的地都是一样的，都会是智慧式的解脱。

　　在印度历史上，有不少经典以"胜王瑜伽"为名，虽然其哲学基础颇有相异之处，但其修行方式皆是以帕坦伽利的《瑜伽经》的教诲为根本法则。故而辨喜把帕坦伽利这部著作视为胜王瑜伽的最高权威经典。里面提到——**"能量强盛者会迅速练成瑜伽"**（1：21）。印度人相信在人的内部潜藏了无穷无尽的能量，而《瑜伽经》所阐述的根本精神就是为了让这些沉睡的能量得以复苏，并加以运用，使其没有丝毫浪费地指向了最后的解脱——无余三摩地（Nirvikalpa Samadhi）。

1896年3月，辨喜有过一次著名的"波士顿之行"。我们知道，世界著名的高等学府哈佛大学就座落于此，无数的哲人硕儒在此学府开席布道。而辨喜也应运而至，他的许多哲学思想就在这座城市问世，尤其是他的"胜王瑜伽"讲座，惊动了当年哈佛大学的第一流教授如威廉·詹姆斯、乔治·桑塔耶那（George Santayana）等人。在辨喜最著名的作品《胜王瑜伽》面世的曲折过程中，沃尔多小姐（Miss Waldo）居功甚伟，她不仅曾和他一起翻译了帕坦伽利的《瑜伽经》，而后又帮着记录讲稿，编修定稿。可是最后因某种原因，该书面世后并无版权，故使得它以及不同语种的译本迅速流传开来，对美英、以及欧陆的研究人类意识领域的哲人与心理学家带来巨大的启迪。其内容赢得了那些高级知识分子的敬重与拥戴，哈佛大学决定给他设立讲席，让他讲授"东方哲学"，他却以出家人（Sannyasi）为由拒绝了它。这事被他东西方门徒记在为他而写的各种生平传记之中。

我们在前面部分已经说过，瑜伽是一种促成个人的底层意识往高级意识攀升的最佳利器。在世界各大文明传统中，都不约而同地告诉了我们人的未完成性。换言之，人仅仅是半成品，自然赋予人的只是一个身体，在精神的路途中，这条道路走到哪一步完全取决于个人，自然基本是撒手不管，精神领域的进化是人自身的积极行动。也许即使不用瑜伽，一个人也会向越来越有意识方面成长，但自然进化极为漫长，而瑜伽会给这个意识的进化与提升增加许多东西，带来重要的意义。辨喜曾把"胜王瑜伽"解释为"一种把自身的演变压缩为一个肉体存在的一生，或几个月，甚至几个时辰"的瑜伽。他还说，通过瑜伽，可以让原来需要几千年甚至几十万年才能达到的境界在很短时间内达成，就是主动把完美的人从自身里面带出来，而不是让自然力漫长地作用着，让人无尽头地等待。无独有偶，后来的印度传道者尤迦南达也说过："一位瑜伽士以一天8.5小时练习1000次克里亚（Kriyas）瑜伽，带给他相当于1000年的自然进化；而一年的修行就相当于365000年的自然进化。"室利·阿罗频多说得更为详尽，他以为"瑜伽"的程序——

抛弃了普通迟钝的方法：由"自然"的进化之迟钝和芜乱的生长。因为——自然进化至多是一种不定而且隐覆着的生长……是一个仅有部分启明和半属自动的机会之运用，有许多大错误，有复发而一误再误；大部分起于似是的偶然事件和环境——虽然隐蔽着一个秘密的神圣参与和指挥。但在瑜伽那里，我们将这种纷乱曲折的鳌蟹路径，代替以一种迅速的、知觉的、自作其向导的进化，设计原是要将我们领到尽可能在一直线上前进，趋向我们前面的目标。

在辨喜看来，瑜伽甚至还是精神进化的最伟大的科学，最系统有效的法则，也是世界上所有神秘主义有意无意从中受益的规律。但它本身其实并不神秘，说它神秘只是缘于它作为历代隐修传统的秘传性质，而这一点也是辨喜所要突破的，同时他反对过于神秘化，他说过："在这些瑜伽系统中，任何秘密的、神话的事情都应该被抛弃，生命中最可靠的指南是力量。在宗教里——与其他领域一样，任何使你弱化的都要弃下，这些毫无用处。那些神秘的贩卖者是在弱化人类的大脑，他们几乎摧毁了瑜伽——实际上，它是最伟大的科学之一。"只要是科学，则就意味着每一个人都可实验，都可以去经历它。它是可重复发生的，只要按着其方法做，那么其结果就必然会出现，这是极为严密的科学逻辑。辨喜很多时候都强调了这一点，实践胜王瑜伽不一定需要宗教，信仰和信条在这里不是必要的前提，宗教的前提可以撤去，不要相信任何事情，除非你从你自己内部发现了它。世界最后会出示其最终的秘密的，前提是你要懂得如何去敲开那扇门，以及要使出多少气力等。

　　与辨喜同时代的"神智学社"深受印度文化的影响，他们竭力宣扬的一个其意颇深的重要观念，即：**同样的模式在一遍遍地重复，同样的事件在程度不一地重复轮回着，而如果你理解了其中之一，你就理解了全部，建构太阳系的法则同样适用于建构人类的体系，宇宙中意识进化的法则和瑜伽的法则一模一样；既然在人类的伟大进化中意识所展现自己的原则与我们在瑜伽中所采用的是完全一样的，那么我们就应该有意识地运用之以更快地发展我们自己的意识。**这与胜王瑜伽的基本精神是一致的。安妮·贝赞特（Annie Besant）便说道，整个演变本质上是同一的。不论你是在思考宇宙意识的演变，还是人类意识以及个体意识的演变，你可以研习这整个的法则。在瑜伽中，你要学会理性地、坚定地把这些相同的法则运用到你自己的意识当中。所有的都是同一个法则，只不过是显现在不同的阶段而已。如果从这个角度看瑜伽，那么这个看起来如此陌生而遥远的瑜伽会立时呈现出我们所熟悉的面孔，而不是穿着完全陌生的袍子出现。当你研习意识的展示及相应的形式的进化，听到这种声音就不再奇怪了——你应该超越人类的屏障，从人抵达超人，在神性更显明的地方找到你自己。安妮·贝赞特还说：

从一粒微尘到至高无上的"道"，都是以此一法则而使自我在宇宙中展现其力量，而在人的内宇宙中所复现的亦是同样的意识法则。……从顽石到神性，这是个历经久远的数百万年时间的伟大显现。但是，那茫茫无际的宇宙演变，到了人类的维度里却以极短的周期发生。这个周期是如此之短暂，与那漫长的进化史相比仿佛并不存在。在这个更短的周期里，相似的演变却携带着过去所有的能量在个体中迅速地进行。这种在演变中表现和显露出来的力一直以能量的形式在累积着。首先体现在矿物界的石头中，它们在里面增长并逐渐发展其力，于是在矿物界完成它们的演变。然后，它们变得更为强大，已非矿物所能容纳了，于是它们跃向植物界。在那里，它们显现了更多的神性。直到它们的强大超过了植物的限度，它们又跃入了动物界。

而这个也就是辨喜所推崇的瑜伽，因为它是一种能够将人的完美从"自然手中"转移到"人自己的手中"去实现的"科学"，它能够让人富有力量，若是结合得比较好的话，非但激活了潜在的先天之能力，而且让人的身心灵一起强壮。

二

辨喜虽然说过，胜王瑜伽可以没有信仰，可以没有宗教，没有神。而我们反观历史，也会发现自瑜伽的出现，及后来的发展中，一直是与印度人的生活方式和生命认识密切相关。就其实质来讲，它也的确与宗教教义或神秘伦理保持分离状态，从不要求任何信仰系统接受它。因为它的哲学基础是数论。数论是无神论的二元论哲学，认为宇宙万物有两个本源："原质"（Prakriti）与"神我"（Purusha）。两者都是永恒遍在的，在数论里，宇宙演化它们就已足够，并不需要恒在的神。

而且从今日的瑜伽风行世界，我们也可以看出它的非宗教性特征，它是基于对生命的洞悉之后提炼出来的一系列行为准则，其目的是使身体和精神之间完美平衡地发展，以使得个体和外部之间完全和谐。可见瑜伽本身的确不是作为宗教而存在的，但瑜伽的精髓却又一直为各个宗教所吸收。瑜伽的这种功能，乃缘于其关注的是人的生命本身的目的，而藉着它可以快速地提升与增强人的生命能量。但正如我们所知的那样，在《瑜伽经》（1：23-26；2：30）的原文中却明明说及"神"——自在天（Ishwara）。这究竟是怎么一回事呢？

这一点辨喜在注释《瑜伽经》的相应经文中有解释：

我们必须记住，帕坦伽利的瑜伽哲学是基于数论哲学（Sankhya），而两者的差异是数论里没有神，瑜伽理论中却有神存在。但是，瑜伽士很少涉及神的观念，譬如宇宙万物的创造主或维护者等。在他们那里，自在天不意味着宇宙的造物主。而根据吠陀经，自在天却是造物主，为了其一致性，故必须表现唯一的意志。瑜伽士也要有一个神，但是他们的神是根据其自身的特殊趣味而建立的。……所有的知识就在我们里面，这是真实的，但这个知识源头必须被另外一种知识激发出来，虽然能力是天生的，但它需要被唤醒。一位瑜伽士说过，内在的知识只能通过另外一种知识引发出来。而无生命和无知觉的事物是不能激发出知识来的，只有知识的活动带来了知识，要理解存在必须唤醒我们内在的知识，所以，导师是必要的。没有他们就根本没有这个世界，没有他们也就没有知识，自在天是所有导师的导师。

罗马尼亚裔的著名学者米·伊利亚德曾到印度深入地学习过瑜伽，他拥有广博而深厚的世界宗教比较的学养，充满慧见。他在细致地研究瑜伽之后，对瑜伽练习中的神也有了自己的理解，但其大意与辨喜颇为相近：

与数论哲学不同，瑜伽断言有一个神存在：自在天。这个神当然不是创造主。但是，对于某一个人来说，自在天可以加速其解脱的进程，他可以帮助你更快地进入三摩地。故

帕坦伽利所谈及的这个神，更主要的是指瑜伽士自己的神，
他只能帮助瑜伽士本人。

　　所以，在《瑜伽经》中引入神的概念，主要是出于冥
想的技术因素之考量，即如何让瑜伽修行者更好地掌控自己
与心意专注的程度，而不是出于宗教信仰。其实，在《瑜伽
经》的文本中已经说得极为明确："通过敬神，可以获得三
摩地。"（2：45），伊利亚德在其经典《瑜伽：不朽与解
脱》中的解答也是依此而来："为什么帕坦伽利感觉有引入
自在天的必要呢？因为这里面对应着这么一个经验现实，即
只要瑜伽士实践对自在天的虔信，自在天就能够带来事实上
的三摩地。这种有效性已经被'古典瑜伽'传统所证实，故
他不可能无视这一系列的经验，因专注于自在天而带来的可
能。换言之，除了纯粹的奇迹般的瑜伽传统——这种传统只
需要苦行者的意志和个人力量之外再无别的——之外，还有
另外一种'神秘主义'传统，在这一传统中，瑜伽实践的最
后阶段至少由于对神的虔诚，而变得极其容易。"

　　而反之，如果没有对神的虔信，这种瑜伽的修炼将变
得甚为困难。那是绝对的苦行与意志力的成果。像佛陀和
他同时代的许多人所实践的瑜伽就没有藉"敬神"而实现解
脱。当然，根据伊利亚德对《瑜伽经》的研究与实践，他还

认为，这种神帮助瑜伽士的例子，并不能说明出于神的慈悲或欲望。因为不受时空限制的"自在天"是没有感情与欲望的，他是永恒解脱的，没有羯磨的影响。故他的援助不是出于被瑜伽士的仪式与虔敬所打动，而是出乎某种"形而上的互感"——自在天作为一种不受限制的神我与那些通过瑜伽寻找解脱的神我之间的互感。

而被选择的神，依照瑜伽士本身的习惯和信仰而来。并没有外在的强制。辨喜把这种神的选择唤作"Ishta"（择神），"Ish"作为词根，有"渴望，选择"之意。即每一个人都是依照自己的本性来看神的，而这个图像也是受到每个人自己的本性限制，故辨喜所认为的"Ishta"理论隐含着——允许任何人去选择自己的宗教。无论是人格神的宗教，还是非人格神的宗教：

择神应当保持秘密，这是你与神之间的事情。所有的宗教理论部分都可以公开，并且可以集会讨论，但是更高层面的宗教却无法公开。我无法只作短暂的了解就马上为我的宗教感情做准备……但择神是神圣的（Sacred），而不是秘密的（Secret）。这是在何种意义上而言的呢？为什么我不把我的择神告诉其他人呢？因为这对我而言是最神圣的，它也许会对其他人有帮助，可是我怎么知道就不会造成伤害呢？也许有些人的天性是无法接受一个人格化的神的，只会把非人格化的神作为他的至高自我来崇拜。假如我把他留在你们中间，他会告诉你没有人格化的神，只有神作为阿特曼（Self）的形式而存在于你我里面。你会震惊莫名。

另外，关于实践瑜伽会带来许多的能力，这一点帕坦伽利在经文里面有详细的描述，并指出容易导致我慢的膨胀。而神的选择与崇拜给瑜伽士在掌控自我、融化慢心有着难以估量的价值。这意味着帕坦伽利对瑜伽修行有着极其精妙的理解。而他在经文中也说道："根据修行手段之强、中、弱，达成瑜伽的速度也有快有慢。"（1：22）其言外之意很明显。这也是为什么胜王瑜伽会与虔信瑜伽，甚至与行动瑜伽、智慧瑜伽相遇的原因。各种善巧方便都可以借助。《瑜伽经》表达虔信瑜伽的如："通过敬神，可以获得三摩地。"（2：45）表达行动瑜伽的如："把工作成果奉献给神，是走向瑜伽的初步。"（2：1）表达智慧瑜伽的如："这种分辨的智慧可使人摆脱无明的束缚，可从事物存在的每一刹那及其所有变化中，同时领悟所有事物。"（3：55）等等。

宗教与神是如此，而那些偶像，无限者，阿凡达，曼陀罗，圣言，古鲁，等等，也都可以成为冥想入定的中介，洁净冥想者的内心。而那些道德原则，譬如纯洁和不害的原则等，也都是为了心灵的专注，为了内在能量的苏醒与提升，说得彻底一点，就是为了解脱而存在。只有与整个宇宙包括自己的身心灵都处在一种和谐共振的氛围里边，解脱才有了可能，故此，瑜伽体系是一种整顿身心灵，全方位的一种生活艺术与学问，它渗透到了实在的各个维度，譬如宇宙、神和人的各个维度。

三

辨喜在哈佛大学的一次讲座之后，当地的杂志高度评价了他的胜王瑜伽对精神实践的价值，而且肯定了专注的力量，认为这是唯一的方法，里面说道："宗教不能由空话构成，只有当它是具体可行时才是宗教，只有当我们能够感觉到我们所谈论的事物是真实的时候，才谓之为宗教。就这一点而言，不可知论要比我们好了许多，因为至少他们真诚，而我们却不具备这一点。"瑜伽作为灵魂的科学，对心的意识波动有良好的操控，是有奇效的精神转化的技术，它能够把人的心意（Mind）完全地准备好，用瑜伽这条控制的缰绳，那感官的骏马就能正确前行，不再左顾右盼，而知识就从中获得。辨喜在很多地方论及专注所具备的意义，譬如：

专注（Concentration）是获得一切知识的关键。没有专注，什么都不可能，百分之九十的思想力量都被常人浪费掉了，所以他才会不断地犯错，而专门受过训练的人或心灵，绝不会如此。

这种"专注"在《薄伽梵歌》的第6章亦有专门描述："瑜伽行者永远应该把握自我，独居幽境，控制思想和行为，无所企盼，无所贪求。选择清净的地方，安置自己的座位，座位不高不低，铺上布、皮和拘舍草。控制欲念和感官，思想集中在一点。坐上座位修瑜伽，以求灵魂得净化。身体、头颅和头顶，保持端正不动摇，固定目光在鼻尖，前后左右不张望。"

而早在古典的奥义书时代，瑜伽修行在森林圣者那里已经有了广泛的实践与运用。譬如伟大的《卡塔奥义书》云：

彼也信难见，潜隐入玄秘，密藏人内中，万物住深邃；太古识彼真，修瑜伽可至。斯人智则卓，忧乐两皆弃。……在一切众生，彼是秘密我，而不自显示，唯有知微者，以深微妙智，于是而得见。

但是专注必须要勤加练习，不但是控制身体，比如感官与呼吸，尤其要控制好心意，因心意尤难控制。辨喜之后的杰出传道者尤迦南达曾经在自传中提到一位南印度圣人Thayumanavar的一首诗歌云：

> 你可以控制一头疯狂的大象，
>
> 你可以闭上一头熊和老虎的嘴巴，
>
> 你可以骑在一只狮子的身上或与眼镜蛇玩耍，
>
> 凭借炼金术你可以维持生计，
>
> 你可以微服漫游于宇宙，
>
> 你可以永远年轻地作为诸神的侍从，
>
> 你可以走在水上，生活在火中，
>
> 但能控制心灵更好，也更困难。

在《卡塔奥义书》中曾经打过一个比方，它把整个人比作一架马车，感官就是马，心意就是缰绳，理性是驭者，世界就是道路，而坐在车中的主人就是我们的"自我"："如果一个人的理性不足以辨别正误，而且他那难以驾驭的心意总是使得他的感官在追逐着不净的事物（即那些损害灵性进步之物）。这样的人可能永远无法获得自我的知识，相反，他将辗转沉溺于无尽的生死轮回之中。"于是，为了真正地控制好自己，帕坦伽利在《瑜伽经》中提出了著名的"瑜珈八支"（Ashtanga Yoga）来解决这个问题。在胜王瑜伽中，其实分为三类灵修者，即Uttama Adhikari、Madhyama Adhikari和Adhama Adhikari。针对这三类根器有三种阶段不一的修行步骤：

第一类Uttama Adhikari属于上等根器，只需教他"持续实践"（Abhyasa）和"离欲"（Vairagya）即可，他可以直接冥想自我，他修习控制心念（Chitta-Vritti-Nirodha）能够很快达到三摩地；

第二类Madhyama Adhikari属于中等根器，要教他克里亚瑜伽（Kriya Yoga），苦行（Tapas)、诵经（Svadhyaya)和敬神（Ishvarapranidhana)。苦行就是严格自律、无私地奉献、谦卑、无欲。诵经就是学习经文、诵咒（Japa)。敬神就是臣服于神，通过这三种形式的修行（Sadhana)，中等根器者也能很快深入禅定并达到解脱（Kaivalya Moksha)；

第三类Adhama Adhikari是指普通根器，需要教给他们瑜伽八支（Ashtanga Yoga），这就是：持戒（Yama）、遵行（Niyama）、坐姿（Asana）、调息（Pranayama）、制感（Pratyahara）、执持（Dharana）、静虑（Dhyana）和三摩地（Samadhi），只要循序渐进，亦必能有所成就。

关于瑜伽八支，辨喜曾在一次讲演中解释道：

专注就是控制心意，使其注意范围愈来愈小，有八个步骤来制心一处：首先是持戒（Yama）——藉着避开外界来控制心意，所有的道德律与伦理法则都包含在这里：不犯罪，不杀生，如果你12年不伤害任何生命，那么即使是狮子与老虎，也可以在你面前安然行过；不说谎，12年绝对的在身语意方面都保持真实，那么在心念、语言和行为中都达到了洁净，洁净是所有宗教的基础，人格的纯洁尤为关键。接下来是遵行（Niyama）——不让心意散乱四方。然后是坐姿（Asana），有84种坐姿，但是最好的也往往就是对每一个人最自然的——也就是能够保持最长时间最舒适状态的姿势。这之后就是调息（Pranayama）——控制好自己的呼吸。再接着是制感（Pratyahara）——让诸感官脱离各自的对象。然后是执持（Dharana）——也就是专注。然后是静虑（Dhyana）——默观，或者冥想（瑜伽体系的心脏）。最后，就是三摩地（Samadhi）——超然意识。

身体与心灵越洁净，那么其结果就越容易达成，修行者必须保持其全然的纯洁，不能有任何的邪恶念头，这些念头只要一出现就立刻让人止步不前甚至后退，并且于修行途中会造成危险。如果一直精进不息，无一日中断练习。那么最后会发现一股巨大的能量，这股能量在瑜伽里被唤作"昆达里尼"（Kundalini），这些能量若是被转化后进入了更高级的意识中心，在经典里则被唤作"奥佳斯"（Ojas），人性的纯洁光芒与精神魅力皆因它而来。这股能量在常人那里是沉睡的，它可以被不同的方式唤醒，胜王瑜伽就是最重要的唤醒方式之一。罗摩克里希那曾对门徒说道：

昆达里尼是内在意识的能量，它看上去就像是一条盘旋在脊椎底部的蛇。当这种能量被唤醒（譬如说，藉着灵性训练，或被完美大师的触碰而致），它就会沿着脊椎上升，穿过一条精微的管道唤作"中脉"（Sushumna），越过七个叫作脉轮（Chakras）的主要能量中心，最后到达头顶。这些脉轮不是从解剖学上说的，而是从灵性意义上而言，它们代表着意识水平的提升。尽管如此，它们与身体的具体部位还是有些关系。这七个脉轮包括：海底轮（Muladhara 位于脊椎尾端）、情感轮（Svadhisthana）、脐轮（Manipura）、心轮（Anahata）、喉轮（Visuddha）以及眉轮（两眉之间，俗称"第三眼"），最后就是顶轮（Sahasrara）是意识的最高峰。

这里的七个脉轮似乎对应着《瑜伽经》里的一句话："经验者获得这种认识要经历由低到高七个阶段。"（2：27）另外，米·伊利亚德也在自己的作品中提及昆达里尼，而且还说它被唤醒之后，就会激起一股热流，如火焰一般往上升起，而下半身却趋于冰冷。这种能量的被唤醒极其重要，因为如果没有这种能量，人类是无法进入超然知觉的，根据辨喜的说法，"唤醒昆达里尼是唯一抵达神圣智慧的道路"，是"超意识感知"和"亲证灵性"的唯一方式。辨喜在一次讲演中说道：

> 因此，激起我们体内的昆达里尼是唯一一条通往神圣的智慧、超然知觉和灵性的亲证之路。唤醒昆达里尼的方式甚多：爱神，完美圣者的恩慈或哲人追根究底的分析意志的能力。当一般人称之为超自然的能力或智慧的时候，这其实就是昆达里尼找到了进入中脉之路的反应。大量例子中，人们仅仅是无知而笨拙地重复那些释放一点蜷缩的昆达里尼能量的练习中。所有的祈祷，有意或无意地，都指向这个目的。一个人以为自己是从祈祷而来的回应，殊不知这种满足却来自自己的本性。他成功地通过祈祷的心理唤醒了储存在自身的无限能量的一小部分。
>
> 瑜伽士向全世界宣示真正的能量蜷缩在每一存在物里边，它是保持恒久快乐的源泉，只要我们懂得如何靠近它。胜王瑜伽就是宗教的科学，是所有崇拜、祈祷、规则、仪式和奇迹的理论根据。

但是，"昆达里尼"的能量之流一被唤醒也会带来一些危险，尤其是出现带有奇迹色彩的所谓"神通"，这些在《瑜伽经》（3：39-41）的第3章有详细的描述，譬如里面提到专念和默观达到一定程度后，就会"获得超自然的听，触，视，味，嗅的能力"。

这种"神通"在印度文化中也被唤为"悉提"（Siddhis）——"神秘能力，大成就"之意，它会藉着瑜伽而被显现出来。米·伊利亚德在其《瑜伽：不朽与解脱》中说："在印度，一个瑜伽士总是被认为是'大悉提'（Mahasiddha），一个神秘力量的拥有者，一个魔法师。"**而我们要追问的是——这种能力是真实的吗，如若真实，那它有着什么样的意义？尤其是后一个问题，与瑜伽修行的目的直接相关。若是它让人生出大我慢，也许就根本不是好事，而离瑜伽指向的解脱之境更其邈远。**

所以《瑜伽经》也说得很明白："在世俗状态下它们是力量，但对于三昧它们是障碍。"瑜伽通过冥想的力量，调动起我们身体中隐藏着的未知能量，是为了造就觉悟，超脱生死。神通由冥想和专注带来，而冥想和专注本身是控制诸根，使心平如镜，如果相反，而让自我膨大，心生乱象，则恰好背道而驰！

在《罗摩克利希纳寓言书》（*Tales and parable of Sri*

Ramakrishna）中有两则小故事，我们可以看出他们师徒对神通的类似态度，不妨在此加以引用：

其一曰："某地有兄弟二人，幼者居，长者出，以修瑜伽，十二年终，获神通回，云曰：吾有神通矣！弟异之，云：何不一示？兄然，至大河边，兄跃至水上，漂行若仙，倏忽至对岸。弟费一泉坐某舟亦至对岸，问，神通何在？兄曰：尔不曾见乎吾行于水上？弟大笑：此为神通？兄行水面，吾乘小舟，各至此岸。且吾费止一泉，君乃十二年光阴亦值此耳？"

其二曰："有一士，获瑜伽神通，甚为自得，大神毗湿奴化为一人问曰：尊者，闻君有大神通，可得一示？士曰：诺。时有一巨象迎面而来，士拈一微尘，咒之，将此尘抛向巨象，象立毙。大神又曰：尔可使其死，亦可使其生乎？士曰：诺。于是又拈一微尘，咒之，抛，象复活矣，大神曰：善，真乃神技矣！吾尚有一疑，尊者，尔可令象生，尔可令象死，然此力何助乎君？使得自由乎？使得解脱乎？使得见神乎？"士愕然间，大神已不见矣。

四

辨喜曾经在印度四境云游多年，他接触过不少杰出的瑜伽士，在西方走动的时候，他也曾谈到过这些瑜伽士的神奇本领，譬如他极为尊敬的一位瑜伽上师"食气巴巴"（Pavhari Baba）。另外，在弟子与其他人的记忆中，辨喜也是有着超乎常人的能力的，典型的有：一是他的记忆力，弟子记载他晚年重病期间，在几天之内读完当时刚刚出版的《大英百科全书》，而且记忆无误令弟子极为震撼；二是他的预言，记载在尤迦南达的自传里，他预言了未来的一个准确事件：尤迦南达会来美国传道，而且把一位门徒介绍给他，而当时辨喜已经去世几十年了，尤迦南达大为惊讶；弟子记载他还有读心的神通，但是一般不会使用，等等。

而人们之所以不理解种种经典——无论是天启圣典《奥义书》，还是圣传经典如《瑜伽经》——的深意，往往在于他没有经验到相同的真实，而胜王瑜伽提供给人们的就是可以直接验证的经验与方法。他曾说：

人类需要真实，需要为他自己经验到真实，当他已经认识了它，亲证了它，感到了他诸心之心的内部存在，然后只有在那时，吠陀经的圣言所笼罩着的种种迷雾才会一扫而光，所有的黑暗被驱散，所有的曲径成了直道。而胜王瑜伽的科学就在于它为人类提供了实践与技术的方法，依照着它就必然能够臻达真理。

当他在美国公开传播这些修行方法的时候，他的秘书J. 古德温大为惊讶，因为这些瑜伽自古以来都属于教外别传的秘修之学，譬如《弥勒奥义书》云："通过修炼瑜伽，人们获得满足，能够承受对立的事物，达到平静。这种隐秘的知识，不能传给非儿子和非弟子，只能传给具备一切品德而对业师忠诚不二者。"（6：29）在《歌者奥义书》中也云："确实，父亲应该将梵传给长子或入室弟子。不能传任何别人，即使他赐予大海环绕、充满大地的财富。"（3：11：5）

譬如《白骡奥义书》："这是上古时代宣示的、吠檀多中的至高奥秘，不能传给心不平者，以及非儿子和非弟子。"（6：22）《大林奥义书》："不能将这些传授给非儿子或非弟子。"（6：3：12），等等，都可以见出对父子和师生之间秘密传承的强调。

这些经典中的叮嘱辨喜不是不知道，可他不但自己要到处传达这个方法，而且机会一旦成熟，他立刻成立传道会、建寺庙，传播印度的这些灵性传统。那么他为何要这么做呢？

这显然与他所发下的大愿有关，他在印度漫游时，就已经决定复兴印度的灵性传统，而且要向全世界传播吠陀与奥义书的精义，即吠檀多哲学和瑜伽。这些也与其伟大的古鲁罗摩克里希那去世前以他为一棵巨大的为无数人遮荫避苦的菩提树的愿景密切相关。因为瑜伽之道是驱散无明具有奇效的根本工具，正如《瑜伽经》（2：4）所云"无明产生所有的障碍"和"这些障碍是人们痛苦的根源"，他与佛陀一样，不仅仅为个人解脱，更要将解脱的福音传播到世界各地，这也正是他所说的"我有灵性信息带给西方，正如同当年佛陀有重要信息带给东方一样"这句话的真正用意。故瑜伽与吠檀多哲学在辨喜看来，都是为了消除世人的痛苦、结束他们的苦难——于是，也就需要结束它们的秘传性质。

罗摩克里希那曾说："虽然所有的灵魂就其最终的性质而论，都是同一位。但是根据他们各自的状况可以分成四类，他们就是受束缚者（Baddha）、渴望解脱者（Mumukshu）、解脱者（Mukta）和永远自由者（Nityamukta）。"而瑜伽就是专门为第二类人而准备的。正如商羯罗在诠解《薄伽梵歌》第5章的第2节时所说："苦行和瑜伽会带来解脱，但是瑜伽比苦行更见效果。现在用哪一种观点能说明问题呢？由于苦行与瑜伽对于那些已经获得自我知识的人不起作用了，显然，它们只适用于那些尚未获得最高自我知识的人。"

通常也不会打扰第一类人，因为《薄伽梵歌》有所教导，宁愿让无知者"喜欢行动，而不要让他们智慧崩溃"，还说："昧于原质性质的人，执着性质造成的行动，然而知识完整的人，别搅乱知识片面的人。"另可见阿罗频多所言："这是《薄伽梵歌》中的教示的根本意义，教已得知识的人，不去扰乱无知之人的生活基础和思想基础，因为，为他的先例所撼动而不能了解他的行动的原则，他们会失去他们自有的价值系统，却又达不到一较高底的基础。"

尽管胜王瑜伽接受的是二元论的哲学体系，涉及的是"原质"（Prakriti）与"神我"（Purusha）的概念，但它却能帮助我们最终达到不二论（Advaitic）的认识，这也就是对甚深无分别定（Nirvikalpa）的亲证。辨喜的师弟图利亚南达就此曾说："在有相定（Savikalpa）和无分别定（Nirvikalpa）之间的区别不是类别，而是程度，因为两者都是对神的揭示，后者是全然地沉浸在自我知识的喜乐中。"

帕坦伽利在《瑜伽经》中说：

通过推理和研习经典所获得的知识是知识的一种，但从三摩地中获得的知识更高级，它超越了推理和经典。（1：49）

按照辨喜的意见，那时你将会发现你是全在的，在你之中的自我和宇宙的普遍自我是同一位，同一种力量藉着这个世界显现，它们在胚芽中存在、在潜伏处存在、也在你的身上存在。那至高的理性，其实它并没有进化，在它那里，无所增亦无所减。

而它的部分，即活跃的个体灵魂（Jivatmas），与它自身是一样的。他们仅仅在外在条件吸引着这些能量之时，才会显现出这些能量。如果你在众多的非我中意识到了自我的同一性，则你就已臻达最高三摩地之境界，进入了"独存"（Kaivalya）的目击状态。就此，辨喜说：

> 三摩地是每一个人的特征——不，是每一个动物的特征，从最低级的动物到最高级的天使，每一个动物都会在某个时候必须达到这一状态，并且对他来说只有那时候，真正的宗教才会开始；也只有那时候，我们才竭力抵达这一阶段。而现在，我们与那些无宗教者之间尚无本质区别，因为我们还没有经验到它。专注所带来的益处难道不就是为此而来吗？每一个人所趋向三摩地的步伐已被理性化，合适地调整，科学地组织，而且，当信心十足地加以实践，必将带我们臻达圆满之日。那时，悲伤停止了，所有的苦难消遁无影了，羯磨的种子烧完了，而灵魂也就享受到了永恒的自由。

瑜伽士是亲证神圣性的人，故在印度也就享有了圣者（Sage）和仙人（Rishi）的地位。而反观西方的宗教历史，类似的与神亲密接触的神秘主义者却历来没有很高的地位，反而经常遭受无端的迫害。其实各种宗教都能够产生出直接经验到神的神秘主义者，譬如犹太教中的哈希德派，伊斯兰教中的苏菲派等，而基督教的神秘主义传统更是源远流长，在不同的时期都提出过不少的"神人合一"的路径，并有种种经验的描述，如圣特蕾莎，斯威登堡，十字约翰，艾克哈特等，而早在匿名的狄奥尼修斯就曾指出："上帝作为施爱者，不能容忍被爱者即人的灵魂总是停留在自身之内，而是要把它吸引出来，使它与自己合一。与神合一或者成为神，是灵魂最高的追求。灵魂只有凭借执着的爱、虔诚的祈祷和长期的苦修才能在迷狂的状态中洞见真正的本质，与上帝神秘地合一。"而另外一位神秘主义者陶勒尔（Johannes Tauler）则认为有三条道路："一是自然之路；二是恩惠之路；三是神灵的直接光照之路。"等等，我们都可以看出其本质上就是瑜伽——与神圣者的联合，虽然使用的是另外一套话语系统。但是这些人在西方宗教史上并不被正统教会所重视。他们更重视对先知的信仰，而忽视了自身的宗教经验的提升之重要性，教会成了可笑的与神交流的唯一中介。伊斯兰教也是如此。

正如斯瓦米·耶提斯瓦腊南达（Swami Yatiswarananda）所云："在基督教和伊斯兰教里面，这些神秘主义从来没有被确认为是有效的和必要的部分，许多基督教神秘主义者还被教会迫害致死。"

　　我国学者张祥龙在涉及东方神秘主义时候也说："认为任何超出了西方的概念和逻辑思维方式的精神活动都是神秘主义，都可以被理性的终极关怀忽略的看法是一种极有害的偏见。"况且神秘主义本身也是西方的语汇，带着明显的不可知论口气，与印度精神的重实证重体验的哲学倾向与实践品质大不相同。西方的这些传统一旦与辨喜所高度推崇的理性与实证精神相比照，立时显得暗淡无光，怪不得当年那些基督教牧师，或普通的信徒在倾听辨喜的讲座时，越来越诧异，越来越震惊！

　　辨喜的四类瑜伽在欧美——起先是在美国，后来是英国，然后又迅速普及到整个欧洲大陆，甚至于1896年惊动了俄罗斯大文豪，当时一直在寻索生命谜底的列夫·托尔斯泰，他极为喜爱辨喜的言论，并将其作品常置案上勤加研读——传播开来之后，他的名气在很短的时间内如旋风席卷各地。人们只要一听到他的名字"Swami Vivekananda"，这位"Hindoo monk"，当时美国各大报纸对他的称谓各不相同，名字发音也相异，只是称他为"印度和尚"是一致的，这里是用1894年5月17日的一张报纸*Harvard Crimson*的用词。其实当时各大报刊一下子被这位年轻的出家人震惊并被吸引之后，在慌乱之中尚未统一称呼，故用词极为芜杂，我们这里随便举几个以窥其一斑，譬如S. V. Kyonda、Mr. Sivanei Yiveksnanda、the dusky gentleman、the high priest from India、the Buddhist monk、Rev. Swarri、kananda等，都是指辨喜。

信众蜂涌而来，而一到他的讲座现场，就沉醉于他那极富启示的话语之中。如罗曼·罗兰所云，他往那里一站，就是位极富魅力的天神般的王者。他的讲堂常常被挤满，而那些平时娇尊的贵妇人也愿意盘腿坐在地板上倾耳而听。一些报刊形容他为"雷霆般的雄辩家"，另一些则称他为"真理的使徒"（Apostle of Truth）。至于他在讲座中所提及的一个个对于当时的英语界尚属陌生的名字变得耳熟能详，甚至使得诸如罗摩奴阇、商羯罗、帕坦伽利等名字与赫胥黎（Huxley）、斯宾塞（Spencer）、黑格尔一样如雷贯耳，而与此同时，各地的公共图书馆也在大量采购他所提到的印度书籍，连原先流通范围极窄并常处滞销状态的马克思·缪勒、博诺夫（Burnouf）、保罗·杜森（Paul Deussen）、科里布鲁克（Colebrooke）等人与印度有关的书籍也很快热销起来。

他的英国门徒妮薇迪特将他比作哲学界的"柏拉图"和宗教界的意大利多明我会（Dominican Order）著名修士——萨佛纳罗拉（Girolamo Savonarola）。哈佛大学神学院的院长埃里福特（C. C. Everett）则说："辨喜已经激起了人们极高的兴趣，无论是对于他这个人，还是对于他的作品。确实极少有学科比这些印度思想更富魔力，像吠檀多这样看起来似乎极其遥远、极其不真实的信仰体系，而其活生生的和智力非凡的代表被我们亲眼所睹，这是少见的快乐。"另外，从哈佛大学教授赖特（H. Wright）的日记来看，当年那位鼎鼎大名的哈佛大哲威廉·詹姆斯也是完全被辨喜所折服："他（指辨喜）变得更具风度，也更为机智、更为温文尔雅了。是的，他是最有魅力的人了……希本小姐（Miss Sibbens）那个晚上告诉我，教授他（指威廉·詹姆斯）在波士顿常去听辨喜的讲座，不错过任何一个机会。"而且，威廉·詹姆斯当时正在研究世界宗教经验，他在爱丁堡大学的吉福德讲座而形成的世界宗教学名著《宗教经验之种种》（*Varieties of Religious Experience*）里面就直接引用了不少的辨喜所传述的瑜伽经验和理论。

正如英国学者斯塔西（W. Stace）所指出的那样："宗教的本质就在于宗教经验之中，而不存在于任何信仰之中。"哲学也何尝不是如此。辨喜的所有精神魅力都与其深湛的瑜伽修行分不开。他的名气如此之大，以至于那时的美国"骨相学"（Phrenological）研究起他的体貌特征来，纽约的《骨相学刊》（*Phrenological Journal*）云："他（辨喜）身高5.8尺尚余半寸，体重170磅；其颅周长21.75英寸，从耳至耳恰14

英寸。身体与大脑之比例堪称美善。"

　　而当年编成的《美国国家百科全书》（*Encyclopaedia of the Unite States*）更是把他作为美国公民收录了他的传记，他所获得的尊贵荣誉和锦袍加身，正如同当年七个城市在争夺荷马的籍贯一样地耐人寻味！

结　语

在近代人类的思想或学术史上，我们常常知道有所谓的"西学东渐"，而未必清楚"东学西渐"，尤其是"东学西渐"之极大成功的印度学代表，即辨喜云游弘道的西行历程。而隔着一百年时间的河岸，我们更不清楚他曾在世界上所创下的浩大功业。

然而，诚如室利·阿罗频多所云："辨喜在人类历史上的出现，标志着拥有圣雄之灵的大师。注定会把世界放在自己的双手之间，他改变了它的整体面貌与进程；辨喜是印度于世界面前苏醒的第一个可见的迹象，此一迹象显然不仅仅是为了印度国家的存活，更是印度精神的获胜。"

作为近代罕见的精神界之一流豪杰，辨喜凭其一人之力，居然重振印度精神，重振人类最古老的吠陀宗教与天竺文明。他确实是先知式的人物，在全球化的初期，藉着1893年于美国的芝加哥召开的人类首届"世界宗教议会"（World's Parliament of Religions）的一席发言，一举成为那个时代最为辉煌的人物。当代宗教对话的领军人物、德国学者汉斯·昆（Hans Küng）曾带着满腔的敬意承认道："辨喜是人类第一次基督宗教与东方宗教正式相遇的大会上，最具有精神权威性的人物，他超越自己的时代太远了，他所要寻找的是东西方宗教间的和谐，而不是到那时为止的冲突和对立。"虽然，辨喜不到四十就英年早逝，但其罕见的智慧、深闳的学养与杰出的事功，以其雷霆闪电一般的雄辩，以其温柔和平的大慈悲力，在短短10来年岁月的四方走动之间，业已于世界产生了重大的印度文明的强劲冲击波，而且，这种影响至今还在延续。至于他当初在世界各个地方所建立的罗摩克利希那弘道会，至今还是世界上规模最大、历史最久、威望最高的印度文化海外传播机构。

一

不管是谁，只要稍稍涉足人类文明的整体进程，或者是观察过文化河流的兴衰与起伏，他多多少少会感觉到最近100多年以来，印度文明的巨大身影，已经成了此时代的一个极其重要的精神背景。而这一切，若是真要追溯的话，我们不得不追至辨喜尊者那里。

东方文明对世界的影响，其实还有很多的案例可稽，譬如古典时期的波斯文化、印度的佛教文化、中东的基督教文明，以及后来以阿拉伯世界为主导的伊斯兰的宗教传播等，都曾造成过经久不衰的全球性的冲击，并不同程度地刷新了世界文明的面貌。但是，其中除了佛教文化的传播，属于标准的印度人所缔造的和平声音介入其中外，余者几乎皆伴有战争与杀戮，盖以文化或宗教的改宗为目的的灵性思潮，给世界带来新思想、新宗教的同时，不免造成了巨大的不安与对抗。而近代以来，就精神的强劲与和平而论，数辨喜所带来的这一次崭新的吠檀多运动最为有力，他在新大陆却是这样开篇的：

> 美国的兄弟姐妹们……我所皈依的宗教教导世人要容忍和普遍地接受其他事物，对此我引以为荣。我们不仅相信普遍宽容，而且接纳所有的宗教都是真实的……我来，不是为了让你们接受新的信仰……我是要你们保持原来的信仰，我要让循理会信徒成为更好的循理会信徒，长老会教友成为更好的长老会教友，唯一神教派的教徒能够成为更好的唯一神教派的教徒。我要教会你们活出自己的真理，要启示出你们内在的灵魂的光亮。

这种万物并育、诸道不悖而共在的理性声音，于宗教史而论，我们还真是久违了，它其实是直接呼应了2400年前的佛陀精神，还有，1900年前的耶稣精神，在印度本土实践这种和平精神之最伟大的代表，则应该是孔雀王朝的皇帝阿育王（Ashoka），他在皈依佛教之后，曾于天竺四境立下了著名的阿育王石柱，其铭文曰：

不要诋毁别的宗教，不要无故蔑视他者，恰恰相反，应将理所应当的荣耀赋予他者。只有这样做了，你自己的宗教才会得到帮助，他人的宗教也均沾利益。否则，在伤害他人宗教的同时，你也必定是在毁掉自己。

如今，时隔两千多年后，这种声音又被辨喜重新说出，如沐清霖，如浴凯风，令时人气象一新，备感振奋。他进而提出了"普遍性宗教"（Universal Religion）的概念。这一概念于今日的全球化时代，价值尤其重大，其实这也应当属于自古以来人类文明当中最有意义的灵性精神了，譬如以东方文化为代表，此在佛教里，这个叫作"一室多灯，光光相涉而不相碍"；在中国文化中，则被说成"辟如天地之无不持载，无不覆帱；辟如四时之错行，如日月之代明。万物并育而不相害，道并行而不相悖。"

文明与文明的彼此影响，除了有最基本的平等与沟通的立场之外，至少，尚需满足两个条件：第一，最好有该文明的真实代表在场；第二，其文明的精神，得依靠这类具备资格的代表，主动地并且自愿地加以传递与弘扬，这才会有真实的建构，没有此种文化精英层面的参与并互动，一切看似有形的存在，最后都会风流云散、化作虚无。而辨喜在西方世界的功业之缔造，完全符合此种建构性条件。

因为，辨喜作为一代杰出的印度圣者，原本就是真实的印度教的托钵僧，他安心恬荡，栖志浮云，曾长期漫游在五天竺的群山密林的深处，彻底无意于尘世生涯的种种物质或令名的追求。只是因了风云际会，命运使然，使得他违背国家禁令，亲涉重洋，抵达了西方文明的核心地带，传播印度最为精深的吠檀多哲学与瑜伽思想。并与无数的西方精英有了正面的切磋与较量，遂惊为天人，遽获巨大的成功。末后，便造成20世纪波澜壮阔的神秘思想之再度卷起，点燃西方社会持续升温的"东方热"，诱发了一批又一批西方人不辞倦怠、万里横穿来到印度朝圣。

简而言之，其影响之钜，几乎是遍及群侪，印度本土的泰戈尔父子两代人向他致敬，室利·阿罗频多因在狱中得其启示而终至人生面目的全盘改写，甘地则以未能向他成功朝圣而抱憾终生；同时，作为全球化时代早期的豪杰，他影响了列夫·托尔斯泰、威廉·詹姆斯、麦克思·缪勒、罗曼罗兰、亨利·柏格森、阿诺德·汤因比等人。所以，他确实是罕见的，他跋涉过东西方文明凝定于心灵内在的高度与深度，吸尽西江水，独坐大雄峰；他领悟了梵学之枢机秘义，一朝敷布，如轮之毂，上下四方无不通达，实发大光芒、立大功业之一代巨子也。

其实，也唯有这样真正的世外高人，**他们曾真实地立在了喜马拉雅山雄峻峰峦的至高处，呼吸过人间稀薄的空气，内心闪耀着恒定的宁静光辉，唯此等人，才有可能拥有真实的非执着之行动力，超越诸种世俗的名缰利锁，为时代创造与提供生气勃勃的崭新的福音。**

其实，福音书从来不是静止的，正如创世纪不是静止的一样，它们唯在有大能力的人的手掌中才会不断地生成。而辨喜就是这样的人。他如此浩大的功业首先是在美国展开，后来波及欧洲，直至整个文明世界，而其最初的著作亦得益于他众多的美国门徒之笔录手写，里面最重要的，将会在我们编辑的"瑜伽文库"，由四川人民出版社、湖南教育出版社、商务印书馆陆陆续续推出。

二

今日之世界的文化征兆，用我们古老的《周易》的卦象来看，如果运行良好的话，则应该属于64卦中的"泰"卦（坤上乾下），这是天地之间与人类社会很少出现的交通和畅的佳美状态。国内外的很多学者都把它视为可以创生出人类文明新高峰的"第二轴心时代",或"新轴心时代"。它对应于公元前8世纪到前2世纪的"第一轴心时代",即佛陀的时代,苏格拉底的时代,以赛亚的时代,老庄孔孟的时代。而我们今天,新轴心、新文明的种种迹象显然亦已呼之欲出。

"泰"卦里面的彖辞曰:"**泰,小往大来,吉亨。则是天地交而万物通也,上下交而其志同也。内阳而外阴,内健而外顺。内君子而外小人,君子道长,小人道消也。**"而其象辞亦云:"天地交泰。后以财成天地之道,辅相天地之宜,以左右民。"这无疑正好概纳了我们今日面临的前无古人的交通往返的文化生机。但因继往开来、推陈出新的文化复兴是需要良好的准备的,故此时,持守开放与多元的文化心态极其重要,而宗教对话和文化交流已经成了这个时代最富有意义的主题。"和而不同"的文化精神是我们中华文明的古训,它可以很开放地应对当前世界的文化走向与宗教相遇时出现的种种问题。于是,我们对于印度杰出的宗教思想家辨喜的研究是必要的,也希望有更多的人来关注他宏博无际的思想遗产,为我们带来更多的启示。

在印度的历史上,辨喜影响了无数人,从最底层的民众,到最高层的国家首脑,所在甚多,他不但被作为伟大的宗教家来看待，同时也享有民族英雄的荣耀，这些资料的一部分已经被编入了罗摩克里希那道院所编写的《世界伟人论罗摩克里希那与辨喜》一书中，此处不赘述。总之，我们对他的关注应该极有意义。

印度学者拉吉哥帕拉查利（C. Rajagopalachari）在总结辨喜的伟大贡献时，认为其主要有以下几个方面：

1. 通过创建罗摩克里希那道院、僧院和罗摩克里希那传道会，他不仅使印度的僧伽寺院制度恢复了生机，而且使之重塑成一个全新的更符合这个时代的范型。

2. 他为印度的民族独立运动立下了思想根基，并指明了正确的方向，近现代印度的大部分领袖都受到他的演讲和著作的影响与鼓舞。

3. 他肯定了印度过去的辉煌，这些思想教育并恢复了当时日益疲敝的民族自尊心，他还奉劝人们不要盲目地追随与模仿西方，当然，同时他希望他们也应虚心学习西方文化中最好的部分以弥补自己的不足。

4. 他的锋芒所至之处，也批判了上层阶级对底层大众的忽视，以及对他们的压迫。鼓励他们应该互相携手，为了民众的崛起而工作。

5. 他一针见血地指出，宗教——就其于人类精神的进化意义上而论，它一直是印度的灵魂，而且所有的发展或变革都应该藉着它来完成，这是印度的特色，也是印度对人类文明的最大贡献。

6. 他也极为重视一个国家在物质领域的发展，因为宗教并不会发生在人们尚处于物质饥渴的时候。但是我们要明白，他提出这样的主张应是基于他的人文主义而不是唯物主义。他一直以为贫穷和无知是精神进步的障碍，而绝非它的必要前提。

7. 他将吠檀多从传统的印度教和学者们的窒息中解救出来，并且教导说，这是一种适用于所有人的普遍性宗教，在这种意义而言，他应该是整个世界的灵性导师。

8. 在他关于印度教和吠檀多的演讲中通常会追随商羯罗的思想，但是他也做出了开创性的贡献。而且，更重要的是，他藉着强调瑜伽修行的内容，通过不执与追求真理的训练，使得吠檀多成为操作性很强的实践哲学。

上述概括宏观地总结了辨喜在印度甚至人类历史上的贡献，但是对于我们深入认识辨喜的思想本身却稍嫌不足。因为我们通过本文的不同层次的论述，发现辨喜的灵魂其实深不可测。他的外在形象与其内心隐秘的盼望是存在一定张力的。在此，我们根据文章的内容，认为辨喜至少有三重身份需要我们去注意：

第一，作为哲学家的辨喜。毫无疑问，在印度哲学史、甚至世界哲学史上，辨喜都占有显著的地位。虽然辨喜的百分之九十的哲学著作是演讲——大都还是即兴的演讲——构成，但即便如是，其已经呈现出来的有着无法估量的价值。只是限于人们文化视野的逼仄，而无力关注印度哲学，才使得他常常被世界哲学史家忽略。其实不但是他，连佛陀和商羯罗也未能幸免。某种意义上，可以说正是他们三人构成了印度哲学的三座高峰，三者都是穷究天人的大智慧、大成就者，其中，佛陀更侧重伦理，商羯罗则侧重理性，而辨喜既具有佛陀伟大的悲愿，也具有商羯罗无与伦比的头脑，非但如此，他还熔历代思想于一炉，将所有的印度思想——即自奥义书一直到罗摩克里希纳的宗教哲学皆纳入了自己的吠檀多体系之中，让各种相异的思想找到了各自合适的位置。诚然，这难免会构成一些看似矛盾的观念，这些观念在他的讲演中也时常有出现，正如克·伊舍伍德曾指出的那样。但伊舍伍德同时也指出，阅读辨喜必须要谨记一点，那就是"勿求愚蠢的一致"，因为那只不过是——"小小头脑之所为的信息图"，无法达成高层次的悟解。而辨喜所要传达的，绝非限于某一派某一宗的哲学思想，而是印度自古以来流传的普遍真理，所有流派都不过是其中的一个声部而已。当年哈佛大学教希腊文的教授赖特先生被这位年轻的托钵僧的高深智慧与渊博学识所震惊，当辨喜询问自己是否可以参加世界宗教议会大会时，这位教授当场就说："怀疑你的与会资格，如同怀疑太阳是否会发光！"

　　因为他非但在印度哲学里面博古通今，而且对于西方近代自康德以来的哲学思想都有很精深的研究，青年时代就沉浸于西方文化的海洋中自在吮吸，这为他后来在欧美传播印度文化时不但带来极大的便利，也赢得了好感与钦服。同时对于人类各大宗教，诸如犹太教、摩尼教、基督教、伊斯兰教与锡克教等宗教的历史与教义皆拥有渊博无际的知识与洞察，他在演讲中可以随手征用；对于西方的物质科学、心理科学等领域的时代成就也颇为关注，并作出自己的个人回应，等等。故尼赫鲁如此评价这一点："辨喜（辨喜）虽然深深浸润着印度历史文化因子而为其传统遗产而自豪，但他仍然用现代方式探索人生奥秘，他是一座联结印度历史与未来的桥梁。"　总之，这一切都筑就了他作为一位大哲学家的综合素质。

　　第二，作为实践家与行动家的辨喜。辨喜绝不是普通意义上的理论家，不是久居书斋进行形而上玄思的哲人；他深谙奥义书圣人的教益，而那些圣典通篇都在说——"无人可以仅仅凭借圣典的阅读与思考而认识自我的真相。"　我们知道，吠檀多与其他宗教之不同在于：所有宗教都是依靠圣典、先知与信仰建立起来的，而只有吠檀多所倡导的宗教是亲证、是成为、是认识。他认为耶稣与佛陀的境界是我们每一个人都应该具备的境界，"只要有一个人曾经抵达过那种境界，就足以证明它对于我们所有人都是可能的。不仅是可能，而且每一个人，最后必须抵达那一种境界，这就是宗教。"所以，吠檀多虽然也有其神圣的典籍，有无数的先知和对神的信仰，但是这些都是次要的，是辅助性，真正重要的是每一个人自己的抵达。

辨喜与别的森林圣者不同的地方在于，他不但自己见证到了那种神秘的境界，而且他还把臻达这种境界的不同道路加以传播，他把它带到了欧美，带到了全世界，他在世界各地建立了不同的僧院、道院与吠檀多中心，而且还把最优秀的同门或门徒派到那里掌管其灵性运作，这些事情如今还在一代又一代地继续着，使得该印度教教团成了当今世界最具有影响力的宗教组织之一。但我们需要注意的是，无论是罗摩克里希那，还是受他之命的辨喜，他们既没有宣称任何新宗教，也没有传播任何一种特定的宗教，就其实践意义而言，他们传播的毋宁说是宗教本身。遵循吠檀多与不同瑜伽的修行，是为了更好地保守住每一位宗教徒自己的信仰，即——让基督徒成为更好的基督徒，让伊斯兰教徒成为更好的伊斯兰教徒，等等。辨喜在19世纪末叶的伟大事功所具有的特殊贡献，已经愈发渗透至人类社会的各个领域，绝不仅仅局限于哲学与宗教领域，这一点我们从20世纪著名的科学家彭加勒与海森堡等人也不同程度地受到吠檀多哲学的影响就可以得知。

第三，作为神秘家与先知的辨喜。当然，辨喜的所有哲学与事功都只能构成其外在形象，我们无法察知其内在最深处的秘密。他曾经一再地表示遗憾自己无法把最深处的思想传达出来，而且他似乎在为世界的利益而奔走，但同时他却说，谁为世界而挂怀，谁就是生活在无明的黑暗中；他一边说我们的灵魂是自由的，一边又说它被捆绑；这个世界既是存在，又说它并不存在……在我看来，这些看似歧义纷然的论说所传达出来的并非他的困惑，而是我们的无知，它意味着我们离真正的辨喜还很遥远。况且辨喜有过很长时间的沉默期，况且他一再表示自己要最快地返回到沉默里面去，况且，即便他真愿意开口了，也有语言所无法传递出来的那一层意义，这所有的一切，很显然我们已经无法通过阅读来获得了，它构成了辨喜所有的哲学思想与宗教实践的神秘背景，我们不敢说藉着文字懂得了他，正如我们不敢说藉着奥义书就懂得了那些森林圣者一样，因为辨喜的生命最深处的角色正是这样的人，一位神秘家。他极力推崇隐秘修行的托钵僧制度，其目的也应该在此。

我们对他的身份定位只能根据其短短10来年的演讲、书信等作品而得出，他生命中还有一些隐秘的岁月后人知晓无法，那些除了他自己才知道的秘密，属于全人类的沉默，宇宙的沉默，它们构成了深不可测的黑夜，正如我们的文明之火，在无尽的蛮荒围困中点起一丝微光，而蛮荒仍然时时侵凌；正如我们的知识，在庞大无匹的无知中站立起来，而无知永远没有止住它的呼吸；是的，一切都要回归到存在，回归到宇宙的存在，那就是——正如我们的宇宙，沉默无边的黑暗，正在包围着太阳系里的一点微弱的灯火：**光被暗所包围，这就是我们面临的宇宙性事实**。在更高的意义上，辨喜属于沉默，属于不可知。

三

总之，希望将来会有更多的人投身印度文化的研究，投入像辨喜这样对于人类的文化走向具有重大影响的人的研究。

我们说过，今天我们已经不能回避我们是人类命运共同体中的一员。正如半个世纪前斯瓦米·尼哈拉南达纪念辨喜一百周年诞辰时候说的一段话：

在这"同一"的世界，人们已不再是孤立的存在。我们所有人今日都是生活在海洋一般的思想里面，在那里有森林圣者的神秘经验，有宗教先知的教诲，有哲学家的沉思，也有物理学家的富有秩序的知识，还有诗人与艺术家对世界的成熟想象。斯瓦米·辨喜很早就预言了人类的聚首将会把所有这些分散各处的观念整合进来，以纠正人类在东西方现状中所呈现出的种种不平衡。

　　在我国的文化圈里，近几年的国粹主义似乎也大行其道，俾使国人据古自雄。这其实颇不利于扬励精神、飙举新风，以完成与创设时代哲学与时代文化的重要使命。这些观念蕴含着一种危险的信息，即把我们的传统文化，或称为"国学"，视为一种静态的过去式，即使是动态的也仅仅是过去的动态或历史的动态，而缺少对未来国学的考虑。我希望能够把时间放得更远，视野和背景更辽阔一点来看，我们在这一点上则会更冷静、更自然。对于我们的国学，我的信念是，它是未来更大的文化体系中的一个子系品种。而这个更大的学术体系与我们所谓传统文化也许血脉相通，而融成了一体。

　　我无疑是相信有专属于我们中国人特有的情感和特有的思想的，也相信有专属于我们中国人的特殊表达和抒情方式。但这并不意味着我们的情感和想法及其表达样式是可以固守不变的。在这一点上，我的态度是：与其砌墙，不如拆墙。还生命以自由的同时，也还学术与思想的选择以自由，减少干预，让众多的文化共处一室，还百花齐放的自然文化生态的面目。我之所以如此确信，非但不是不信任自家的文化，反而是基于对自家文化的自信，因为我还相信，一种真正优秀的、富于生命力的文化，其含摄力和包容力必是无边际的，而我们的传统文化之所以理应属此，其历劫不败的漫长历程即是明证，它的生命力原不在于固守，而在于包容与含摄，一力地鼓吹自家的好处——尤其是静态的、过去的好，反而显出了小气！而这里我也想就文化多元论谈两点看法：

第一，何谓多元论？

多元论或许是目前我们人类所知的所有文化交融时最良性、也最容易被人们所接受的观念。它基于对文化自然生态的一种尊重。但第一轴心时代的文化其实还谈不上多元。因为不同地域的不同文化，其相互之间基本上没构成固定的联系，更谈不上正面的碰撞与对话。按潘尼卡在《对话经》中所云，各种宗教和文化之间的相遇需经历五个凯洛斯阶段：孤立和无知、冷漠和蔑视、拒绝和征服、共存和沟通、占用和对话。而第一轴心时代的诸种优秀文化俱处在第一或者第二凯洛斯阶段。其多元其实是虚构的。而真正的多元论必须建立在沟通和对话的基础上才有可能，必须有不同文化的良性互动，甚至在同一文化内部有不同的声音。简单地讲，就文化生态而言，在不同文化的异处，不同文化的共处和同一文化的不同生长三者之中，后两者才谈及多元论，也应该避不开这个命题。这也是我们今日面临的文化现状。

第二，历史告诉了我们什么？

我们看看中国的文化史就知道，中国何曾有过静止的传统文化，各个时代也许也曾为真正的中国文化，或者何为主流有过一些争论，比如汉代的今文学和古文学，魏晋的内学和外学，隋唐的儒学和佛学，宋代的理学和禅学，一直到五四以降的旧学和新学，我们发现，这些地位之争也许有过激烈的举动，但是今日却全然纳入了我们整体的中华文化之内。我想我们今天所谓的文化之争也不例外。国粹主义始终是幼稚的。我们应该向春秋晚期的圣人孔子学习，从他的求学经过可以知道，其所取法和学习的对象之复杂和多元，与他成为中国文化上的集大成者关系甚密。我想孔子当年所在的齐鲁地域所面对的种种异质文化，其文化数量和其强势性、其陌生性未必就亚于我们今日所面对的世界的不同文化格局。但孔子的态度是圣人无常师，我们完全可以将文化视为一个整体，构成一个文化生态系统。重要的是未来，因为只要想到了未来，其实我们就已经想到了永恒。

关于印度文化与我们的特有关系，100年前，尚蛰居日本的鲁迅先生发表的《破恶声论》中有过论述，他说："印度则交通自古，贻我大祥，思想信仰道德文艺，无不蒙贶，虽兄弟眷属，何以加之？"而经鲁迅的提示，则意味着后来的中国学界在印度学研究方面理应继续向历代高僧大德学习，应有主动取经的精神与怀抱，更何况今日我们面临这等全球文化自由流通、多元共生的殊胜时代。

我们始终不应忘记的是古人早已阐明了的道理：**万物顺遂和畅就是泰**——"'泰'是《易》作者心目中最理想的时代，是上古社会的极治，大概相当于尧舜时期。"而在《周易》里面与"泰"卦对应的卦即"否"卦，泰是通顺，是天地交通而万物生长，否是闭塞，是天地闭塞不通而万物不生。用该卦的象辞曰："否之匪人，不利君子贞，大往小来。则是天地不交而万物不通也，上下不交而天下无邦也。"而我们显然要去否迎泰、继往开来，故此，今日我们对于辨喜的介绍，自然也希望是属于"泰"卦所传递出来的美好信息、一种有力的征兆。

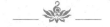

后 记

多年以前，我因机缘巧合，来到了浙江腹地某个群山怀抱的地方。我不讳言那段时日是我人生迷茫而不知所归的生命阶段。我居然在自己所居住的附近，发现一家不差的书店，刚一进去就被一本书逮住了，这本书叫作《瑜伽之路》，作者辨喜（Vivekananda，即辨喜），编者韩德（Alan Hunter），译者则是浙江大学的王志成教授，这本书属于他主编的"文明经典文丛"中的一种，刚刚从浙江大学出版社出炉问世。如今反顾之下，我深深觉得这本书一定程度上决定了我后来的命运走向——走向宗教研究，走向印度，走向瑜伽。

在此书的序言里有辨喜的一句话，他说："**倘若上帝或某种宗教不能为寡妇擦去泪水，不能给孤儿带去一片面包，我是不会信奉的。**"几乎与此同时，我在另外一个地方读到了英国19世纪杰出的印度学名宿马克思·缪勒（Max Muller）

一段激情洋溢的话语，他说道：

> 如果有人问我在什么样的天空下，人的心灵……对生命
> 中最重大的问题做过最深刻的思考，而且已经对其中的一些
> 问题找到了解答，是值得被那些甚至研究过柏拉图(Plato)和
> 康德(Kant)的人注目的——我就会指向印度。假如我再问自
> 己，对我们这些几乎完全受希腊人、罗马人以及闪族之一的
> 犹太人的思想所教养的人来说，什么文献最有匡正的效果，
> 而最需要让它使我们内心生命更完美、更全面、更普遍，事
> 实上也是更人性化的一种生命……我会再度指向印度。

于是，我受到了巨大的激励，我开始立志，开始在世
俗里面逆水行舟，我努力从"下游"划入了"上游"，从
文学过渡到哲学与宗教，渐渐地与《瑜伽之路》这本书发生
了更为密切的亲缘关系。后来如愿进入了王志成教授的门下
学习宗教学；进而我去了英国，见到了韩德（Alan Hunter）
博士，然后在他引领下，我从伯明翰大学到了远在伦敦南
面靠近雷丁（Reading）的"罗摩克里希那吠檀多中心"
（Ramakrishna Vedanta Centre），并见到了其负责人Swami
Dayatmananda，这个所在正是辨喜于100多年前建立的传道
基地，就在这里我先后学习了一段时间，尽可能地阅读此地

的藏书；然后时间延续到了后来，我开始了以辨喜的思想为主题的研究，最后，我又去了印度的加尔各答，到了辨喜大学，成了这所大学里面的第一位从中国来做访问的学人。继而翻译了辨喜的杰作《千岛语录》、诗人泰戈尔的《吉檀迦利》，并在印度的喜马拉雅山的南麓漫游，探索印度文明的森林秘藏，拜访了幻住庵、阿莫拉、拉姆格哈等圣地，专门写了一本印度人文笔记《从大吉岭到克什米尔》，供世界上的精神同道们相参。

辨喜是不应该仅作哲学家、宗教家或瑜伽士来探讨的，而是应作为更为恢宏的文化学意义上的轴心人物来研究，就此而论，他显然比柏拉图、笛卡儿、康德等人要伟大，几乎与纪元前的奥义书圣者、赫拉克利特、老子、佛陀等具有类似的意义，即都是充盈着高昂的天启精神的人物。这类人物正是德国哲人叔本华所谓的"天才共和国的居民"。

"天才共和国的居民"云云，即意味着他们乃是一切时代的同时代人，他们不隶属于任何一个单一的时代、一个单一的国域，而是属于一切时代、一切国家的爱智慧者的骨肉同胞。

西方哲人尼采曾说过，人其实有着三种身份：时代养子、时代嫡子与永恒之子。一个人若只是被时代的精神养育的，则只能是一个养子；若是得了各个时代的文化与历史的养育的，超出了时代，亦只是时代的嫡长子，具有历史的意义；最重要的则是永恒之子，唯以永恒为伍，唯服从天命之召唤，这样的人，是实现了自我的人。我想，思考人类的文化问题，辨喜就是我们这个全球化时代最早期的先知，故而是我们必须正面对晤、细心对视的雄杰。就后轴心时代的各个历史阶段而言，他与中国的心学巨匠王阳明、西方重估一切价值的尼采，属同一位格，他们的思想犹如丰厚的矿藏，需要无数的后来的寻矿者们一起开掘。

细细地去深入、去探索当中所隐藏各种精神的矿，与彼种深不可测的智慧，一旦获得，它即会给你一种力量，行走世界的力量；也会给你一种平静，安住在世上的平静。

之所以这么说，就是因为我自己就是有了类似的触发。对辨喜的阅读，就是对我个人生命的唤醒，也是对我人生的深度敲击，告诉我不能沉沉睡去，不能庸庸碌碌地随着业力或宿命的方式行走人间，生命的主动权、人生的创造力，有相当的一部分是掌握在我们每一个个体的手中，这是辨喜给我个人的很大启发。使我相信，任何一种宿命论的教育都是一种迷信，都是一种下坠，都是无所作为的自欺与欺世。

而辨喜在他的各种著作当中所给到你的就是：行动起来，把你生命最美好的创造力给表达出来，人生的命运和整个格局都会得到重新改写！

可惜，辨喜在中国当下的学术圈子内外，知道的人还不是很多，倒是瑜伽的一些习练者，知道他是近代以来瑜伽最重要的传播者，是瑜伽世界化的开启山林者，而在我看来，他也应该是东学西渐的第一人，当他参与了1893年的世界宗教议会，便闻名遐迩，一位震烁古今的、如同狮子一般有力量的人，出现在了人间。

此书也只能限于介绍，是在极有限的资料中爬梳与整理的结果，实属举步维艰、蹒跚而行之作。

反观整个世界的印度学研究，我们则会惊觉自己的落后之远。早在欧洲启蒙时期，首先是德国人，后来是英国人，接着法国人，俄罗斯人，甚至日本人都展开了对印度典籍的翻译与研究。其中大学者不断辈出，譬如奥·施莱格尔（August Wilhelm Von Schlegel）、马克思·缪勒，博诺夫、保罗·杜森、科里布鲁克、麦卡洛（Juan Mascaro）、中村元等，甚至连一些大思想家、大作家和诗人如汤因比、列夫·托尔斯泰、吉卜林、叶芝、罗曼·罗兰、艾略特、克·伊舍伍德、赫胥黎、帕斯等，都沉浸于印度文明的海洋里畅饮智慧之泉。而且，西方世界的两次轰轰烈烈的思潮——德国的浪漫主义与美国的超验主义运动的精神纲领与印度思想有极大的关系。而当代东方学的硕儒萨义德（Wadie

Said）虽是阿拉伯裔的大学者，在梳整东方学的范围时，亦情不自禁地云道："只要考虑东方就无法回避印度！"我们应该还记得当年叔本华初次读到《奥义书》时的震惊："在这部书的字里行间，真是到处都充满了一种明确的、彻底的和谐精神，每一页都向我们展示了深刻的、根本性的、崇高的思想，浮现出位于全体之上的神圣的真面目。这里吹拂着印度的气息，呈现出根本的，顺从自然的生命。那种在精神上早就注入了犹太人的迷信以及还在重视这种迷信的哲学，在这里都被消除干净。这里，这个世界上最为有益和最能提高人的品性的读物，它是我生的安慰，也将是我死的慰藉。"

英国诗人吉卜林曾在诗中叹息道：

噢，东方就是东方，

西方就是西方，

那老哥俩再难聚首，

永远也不回头。

然而，诗人在其结尾处又激情与诗兴大发：

但是，本不存在什么东方，

也从来没有什么西方，

没有边界，没有繁殖，没有生育，一无所有，

两个壮汉面面相觑，

尽管他们站在世界的两头。

　　的确如此，地域上的障碍其实俱都缘于我们心灵上的障碍，人类自我设障的岁月应该会被时代的种种浪潮卷走，重要的是我们自己的寻找，自己的扎根。就东西方的哲学领域的关系，当今俄罗斯的东方学家玛丽埃塔·斯捷潘尼扬茨（Marietta Stepanyants）有一段话值得一引：

　　公正地来看欧洲思想家，应该承认，东方哲学地位的变化主要应归因于那些最先认为对东方哲学的贬义判断毫无根据的欧洲思想家。比黑格尔更年轻的同时代人——谢林和叔本华——的批判直指历史哲学过程中的欧洲中心结构。谢林通过提出下列问题界定了这一方法：欧洲无非是一个没有果实的树干，被来自东方的一切所浇灌，且只因东方的浇灌而成长。除此而外，欧洲本身是什么？叔本华认为，欧洲思想的活力与丰富只有通过转向东方宗教和哲学文化（尤其是印度宗教和哲学文化）的"赋予生命之源"才有可能。尼采曾经坚持认为整个哲学思想——无论印度、希腊还是德国哲学思想具有"家族相似性"。某些情况下，它是"唯灵论"，即一种东方心智的神秘精神，而这被认为是东方心智比西方

心智更为优越的证明。著名的东方学家马克斯·缪勒认为，东方心智的承载者"优于大多数西方哲学家"。这种态度，举例来说，被赫尔曼·黑塞认同，黑塞对东方哲学极其推崇，他认为"东方与西方的智慧并不是敌对、冲突的两种力量，而是生命摆荡于其间的两极"。

所以，我们不能停留于陈旧的认识，以为"那些内在于东方式思考的主要特征，比如唯心主义、非理性主义、内省性、宇宙中心论与悲观主义区别于西方的物质主义、理性主义、外向性、人类中心论与乐观主义等。在这种解释之下，印度人被贬为不会科学思辨思维，中国人被描述为'明显缺乏想象力'，而阿拉伯人则被断言为'完全缺乏批判能力'"。

国外学者的觉醒希望对我们也是一种启示，我们愿意在多元文化的世界中，能够有大胸怀让种种伟大的思想和精神实践之道放在国人面前自由选择，而不再是停留于精神未成年期的偏食阶段。这也显然有助于塑造我们在全球化时代多元文化背景下的兼容并包的大国气度与大国形象。

至此，我们的漫游也应该告一段落了，我们应该还记得在前言里面所提到的那位深爱东方文明，尤其是印度文明的德国作家赫尔曼·黑塞（Hermann Hesse）吧！他在《东方之旅》中还说：“因为我们的目标不只是东方，或者不如说东方不仅是一块国土和地理上的东西，而且也是灵魂的家乡和青春，它是处处皆在而处处不在，它是一切时间的联合。”（赫尔曼·黑塞著，蔡进松译，《东方之旅》，上海三联书店，2013年。）

是的，这样的家乡与青春，它“处处皆在而处处不在”，故此，它需要我们的寻找，需要我们的创造，一句话，需要我们的联合，需要全人类，甚至整个众生界、神界与存在界的联合。这就是辨喜一直在倡导的吠檀多精神，也就是所谓的“瑜伽”（Yoga）。

闻　中

戊戌年大寒　古墩路

附　录

辨喜年谱

1863年	纳兰（出家后以法名"辨喜"知名于世）于1月12日诞生于印度的加尔各答。家庭属于刹帝利种姓。父亲维希瓦纳特（Wiswa-nath）是高等法院的律师，母亲黛维（Bhu-vaneswari Devi）是虔诚的印度教徒。诞生那天正好是印度教Makara samkranti节。
1869年	6岁时，他被送进一家小学念书。后为使他接受更好的教育，指定了一位私人教师，在礼拜堂为他及邻居们的孩子上课。他很快就掌握了梵文语法。在孩子群里，他是无可争议的领导人。童年时候的纳兰天资聪颖，入睡后常见到光球异象，这几乎伴随他的一生。他渐渐喜欢上冥想与托钵僧生涯。

1871年　　　　　　8岁的纳兰进入中学。他出众的智力引起老
　　　　　　　　　师与同学们的注意。学校课程只花去了他很
　　　　　　　　　少一部分时间。他把大部分精力花在了户外
　　　　　　　　　活动与各种游戏上。在这些孩子气的游戏时
　　　　　　　　　期，纳兰仍然保持着对僧侣生活的向往。

1878年　　　　　　纳兰15岁。开始对各种智力活动产生极强的
　　　　　　　　　兴趣，阅读了大量的严肃书籍。在一次去往
　　　　　　　　　赖布尔（Raipur）途中，第一次经历灵性狂
　　　　　　　　　喜经验。

1879年　　　　　　纳兰16岁中学毕业，进入外国传教士创办的
　　　　　　　　　加尔各答院长学院（presidency college）学
　　　　　　　　　习。

1880年　　　　　　入苏格兰教会学院（Scottish Church Col-
　　　　　　　　　lege）就读。此时的他是西化的怀疑主义
　　　　　　　　　者，并热衷于学习西方的哲学、历史和文
　　　　　　　　　学，熟悉康德、密尔、休谟、达尔文、斯宾
　　　　　　　　　塞等思想。欲以哲学为毕生志业。该校校长
　　　　　　　　　哈斯提（Hastie）教授后来回忆说："纳兰
　　　　　　　　　是一位真正的天才。我去过许多地方，甚至
　　　　　　　　　是在德国诸大学的哲学学生中，我也很少遇
　　　　　　　　　见如他一般的才具和潜力之人。"纳兰也是

从哈斯提教授那里第一次得知罗摩克里希那
（1836—1886）的名字。其音乐天赋很高，
尤擅长唱歌。曾从一位穆斯林老师那里，学
习印地语、乌尔都语和波斯语歌曲，其中大
多数都是诵神的圣歌。与此同时，他还参与
了著名的掀动印度教改革的梵社（Brahmo
Samaj）运动。但这些运动不能满足他灵魂
对灵性的深度渴望。

1881年12月　18岁的纳兰曾多次拒绝父亲为他而定下的婚
姻。他自小就有志于遵从古婆罗门教的禁欲
与独身传统。这信仰的目标，使他感到非常
有必要去认识一位已经见到神的人。该年年
末终于与罗摩克里希那相见。此后有五年时
间，纳兰经常去看望大师，但从不让自己被
盲目信仰所影响，他用富有穿透力的理解力
审视圣者罗摩克里希那的言行。在反复的质
疑与较量中，他最后终于成了罗摩克里希那
最重要的门徒。

1884年　纳兰正准备学士学位考试时，他的家庭遭遇
巨大变故：父亲遽然过世。维希瓦纳特生前
是个慷慨好施之人，没有多少积蓄，整个家

庭顿时陷入了沉重的债务和困顿。在极度贫穷与疲劳里，有很长一段时间纳兰陷入迷惘与背离之中。幸有罗摩克里希那无边的慈爱帮助他度过黑暗岁月。但这段岁月使他的心与苦难的人开始靠近。他的灵性意识层次迅速提高，开始信奉圣母卡利，并出现狂喜状态。

1885年　罗摩克里希那首次显现出喉部疾病的病痛，后来诊断为癌症。他违反医生的忠告，继续给灵性寻道者们以指导。这使得其病情加剧。后搬到了加尔各答北边市郊的科西波尔路90号的花园之屋，纳兰和其他年轻门徒们承担起了照顾他的责任。在这段生活里，12个未婚弟子也一起住进来照顾尊师，形成寺院的雏形。

1886年　3月的最后一个星期，纳兰进入最高的禅定境界Nirvikalpa Samadhi。首次访问佛陀的圣地菩提伽耶。8月16日，罗摩克里希那留下了对弟子的各种期许与祝福后圆寂（Mahasamadhi）。年末，纳兰把已经散去的师门兄弟召集起来，一起租屋修行。

1887年	1月，与这些师兄弟一起举行出家仪式（vira-ja homa），正式宣布出家为僧，并做罗摩克里希那福音的使徒。每一个人都拥有了各自的法号。
1888—1892年	他开始隐姓埋名在印度各处云游并朝圣。在这段岁月中，他广泛接触印度各个阶层，他们接受他的教导。从这个时候，称他僧侣头衔"斯瓦米"（swami），或者更有感情与敬意的名称"斯瓦米吉"（swamiji）。他极为关切印度底层的贫穷与弱者。会见梵文学者P. 米特拉。在哈特拉斯接受火车站长S. 笈多为第一个弟子。在印度最南端，他遇见了大君Bhaskra Setupati,Ramnad，后来成为他最忠诚的弟子之一。1891年7月，在中印度，第一次说及自己准备前往芝加哥参加世界宗教议会。后受到当地大君的鼓励与赞助。
1893年	5月31日，已经定名为"辨喜"的纳兰乘船前往美国。途中经过中国香港与日本，并在南中国待过三天，留给他较深的印象。9月11日出席世界宗教议会，他的发言获得巨大的成功。此后展开了在西方多年的传道生涯。

1894年　　　　5月7—16日在波士顿和附近的坎布里奇（哈佛大学所在地）做了六次演讲。在当地报纸上引起反响。11月在纽约组织吠檀多社团。

1895年　　　　1月，辨喜入住纽约市西33街54号，从2月开始，这里成了他在美国传播印度宗教与哲学的教室，讲课持续到6月初，大获成功，期间也被各种社团邀请讲座，如在纽约麦迪逊64号大道讲过"宗教的科学"与"瑜伽的理性"。可惜这些春季的讲课资料未曾整理而散佚。在这期间，他过度劳累，身心俱疲。6月7日他受友人李克特邀请到他的位于新汉普郡的渔坞休假，在湖边进入深度三摩地。6月18日美国学生提供千岛公园的一座别墅。在此他向众人显示出惊人的灵性力量，他阔博无际的学识也让众人惊叹。这些话语被弟子记下，即《千岛语录》。8月中旬，开始预感生命即将结束的征兆。第一次去欧洲。

1896年　　　　辨喜完善了其1894年初创的纽约吠檀多研究会（the Vedanta Society of New York），其旨在传播和实践吠檀多思想，并将其原理应用到一切宗教中去，其口号是——宽恕共存，接纳一切宗教。不同宗教的人们都可以不用改变其信仰而成为该会的成员。辨喜的目的在于为东西方思想交流搭建一个平台，他坚信西方的科学与东方的哲学会携起手来，因为最终东西方会融合在一起。他断言科学与吠檀多的结合是未来人类的理想。4月份第二次去欧洲，5月28日在英国会见杰出的东方学家马克斯·缪勒。同时他的伟大作品《行动瑜伽》《胜王瑜伽》《虔信瑜伽》得到美国高级知识分子的高度关注。 10月份开始，在伦敦举办吠檀多讲习班，部分演讲收入后来出版的《智慧瑜伽》。他渐渐感到此生的工作任务已近完成。与此同时，他内心越来越强烈地体验到"神之爱"而进入喜乐。

1897年　　辨喜载誉回国，这个消息很快传遍了印度。整个国家都沸腾起来，以最高的礼遇迎接这位印度的英雄儿子。与罗摩克里希那的弟子们一起在加尔各答创建了以导师名字命名的罗摩克里希那传道会(Ramakrishna Mission

Association)。除了宣扬导师有益于人类的教训外，并与世界上不同宗教建立友谊，实现"人类宗教"的理想，该教会还切实帮助很多贫苦阶层解决生活困难以及扫盲等。3月25日，正式承认妮维迪塔为终生梵净女（na-ishthiki brahmacharini）。6月，辨喜再度出访西方。他对普遍存在的人性的贪婪产生深层的悲哀。辨喜曾说："世界的苦难不能单靠物质力量来治疗，除非人性得以改变，否则，这种物质需要将会不断提高，而苦难也将会不断地被感受，因为不管有多大的物质帮助，也不能彻底地救治人们的苦难，这个问题的唯一解决方法是要使人类的内心得以洁净。"9月，出席在巴黎召开的世界宗教会议。

1899年　　辨喜一直想在喜马拉雅山寻找一个僻静的地方建立一所寺院，来自东方与西方的信众能够在一种道友的精神气氛中共同修行。久寻未果，最后弟子们在距阿莫拉(Almora)50公里、地处罗哈嘎特的海拔6800英尺的地方选择了一块地，由此处可以观赏喜马拉雅山千年不化的雪景，此地被叫作幻住庵（Mayavati）。3月19日，在导师罗摩克里希那生日这一天，"不二论"道院(Advaita Ashram)终于落成。为了方便来自世界各地、属于不同信仰的人们可以不受任何阻碍地开展他们的精神修习，辨喜特别规定，道院内不许设置任何圣像、神像或标志，也不进行任何的宗教仪轨。

1902年　　7月4日，辨喜在禅定中离开人世，年仅39岁。之后，印度"不二论"道院出版了《辨喜全集》，共有八卷（后增加为九卷），在全集中，有这样一段话："有没有地狱或天堂，有没有灵魂，这都不重要！瞧！这个世界就是充满贫苦与穷困的世界，像佛陀一样走入这个世界吧！尽一切力量来减轻困苦，或是为了要做到这一切而奉献与牺牲吧！忘掉自己是第一课，这一课不管你是有神论者或者无神论者、不可知论者或吠檀多论者、基督教徒或穆斯林……"